Depressionen verstehen und bewältigen

Vierte Auflage

Manfred Wolfersdorf

Depressionen verstehen und bewältigen

Vierte, neu bearbeitete Auflage

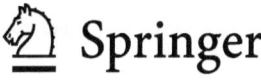 Springer

Prof. Dr. Manfred Wolfersdorf
Bezirkskrankenhaus Bayreuth
Nordring 2
95455 Bayreuth
mwolfersdorf@t-online.de

Bilder zusammengestellt von:
Evelyn Äugle
Dr. Stefan Bretschneider
Bezirkskrankenhaus Günzburg

ISBN 978-3-642-13511-8   e-ISBN 978-3-642-13512-5
DOI 10.1007/978-3-642-13512-5
Springer Heidelberg Dordrecht London New York

Die Deutsche Nationalbibliothek verzeichnet diese Publikation in der Deutschen Nationalbibliografie; detaillierte bibliografische Daten sind im Internet über http://dnb.d-nb.de abrufbar.

© Springer-Verlag Berlin Heidelberg 1994, 1995, 2002, 2011
Dieses Werk ist urheberrechtlich geschützt. Die dadurch begründeten Rechte, insbesondere die der Übersetzung, des Nachdrucks, des Vortrags, der Entnahme von Abbildungen und Tabellen, der Funksendung, der Mikroverfilmung oder der Vervielfältigung auf anderen Wegen und der Speicherung in Datenverarbeitungsanlagen, bleiben, auch bei nur auszugsweiser Verwertung, vorbehalten. Eine Vervielfältigung dieses Werkes oder von Teilen dieses Werkes ist auch im Einzelfall nur in den Grenzen der gesetzlichen Bestimmungen des Urheberrechtsgesetzes der Bundesrepublik Deutschland vom 9. September 1965 in der jeweils geltenden Fassung zulässig. Sie ist grundsätzlich vergütungspflichtig. Zuwiderhandlungen unterliegen den Strafbestimmungen des Urheberrechtsgesetzes.
Die Wiedergabe von Gebrauchsnamen, Handelsnamen, Warenbezeichnungen usw. in diesem Werk berechtigt auch ohne besondere Kennzeichnung nicht zu der Annahme, dass solche Namen im Sinne der Warenzeichen- und Markenschutz-Gesetzgebung als frei zu betrachten wären und daher von jedermann benutzt werden dürften.

Einbandgestaltung: deblik, Berlin

Gedruckt auf säurefreiem Papier

Springer ist ein Teil der Fachverlagsgruppe Springer Science+Business Media (www.springer.com)

Vorwort

Trauer und Niedergeschlagenheit sind Erfahrungen, die alle Menschen im Laufe ihres Lebens machen. Wenn wir Abschied nehmen müssen, spüren wir Trauer, nach einem Misserfolg sind wir vielleicht niedergeschlagen. Doch diese Gefühle gehen vorbei und machen neuen Empfindungen Platz. Was aber, wenn aus der Niedergeschlagenheit kein Weg führt? Wenn Mutlosigkeit, Kraftlosigkeit und Verzweiflung den Betroffenen umfangen und er den Glauben an sich, an die Umwelt und die Zukunft verliert?

Dieses Buch will helfen, die Krankheit, die wir Depression, Schwermut, Melancholie nennen, zu verstehen. Es richtet sich an Betroffene, an Angehörige von depressiv Kranken, an interessierte Laien – und auch Ärzte und Psychologen sollten ihren Patienten Informationen an die Hand geben. Es beschreibt die wichtigsten Erscheinungsweisen und die möglichen Ursachen so, wie ich sie bei den vielen Patienten gesehen habe, die in den letzten 30 Jahren bei uns ambulant oder stationär auf den Depressionsstationen im Zentrum für Psychiatrie Weissenau, Ravensburg, oder in der Klinik für Psychiatrie, Psychotherapie und Psychosomatik des Bezirkskrankenhauses Bayreuth Hilfe gesucht haben. Anhand von Beispielen soll gezeigt werden, welche Erscheinungsformen die Depression haben kann, welche Ursachen man kennt und welche Hilfen und Behandlungsmöglichkeiten es heute gibt. Denn eine Depression – und insbesondere die mittelgradig und schweren Formen – muss behandelt werden, von einem kompetenten und hierfür aufgeschlossenen Hausarzt, von einem Psychiater oder psychotherapeutisch geschulten Arzt oder Psychologen.

Das Buch ist aber auch für Ihre Partnerin, Ihren Partner, Ihre Angehörigen, Freunde und Freundinnen und Ihre Kolleginnen und Kollegen gedacht. Wenn diese verstehen, was es mit Ihrer Krankheit auf sich hat, wird es Ihr Zusammenleben und -arbeiten erleichtern und hilfreich unterstützen.

Prof. Dr. Manfred Wolfersdorf
Mit den besten Wünschen und Kraft und Hoffnung,
Bayreuth, 2010

Inhaltsverzeichnis

1 Einführung: Depression – eine seelische Krankheit 1

2 Depressives Kranksein: „Wie es mir geht, wenn es mir schlecht geht" – Depression in Selbstschilderungen 7

3 Die typische Depression 15
Herabgestimmtheit – Wie fühlen Depressive? 18
Kognitive Störungen – Wie denken Depressive? 21
Schlaf- und Appetitlosigkeit: Vegetative Symptome 25
„Kein Schwung mehr": Antrieb und Psychomotorik 26

4 Wann muss man an eine Depression denken? 27
Einige Fragen zur Selbsteinschätzung 31

5 Ursachen und Auslöser einer Depression 37
Ursachen 37
Auslösung der Depression 46

6 Die verschiedenen Depressionsformen 49
Endogene Depression 50
Psychogene Depression 51
Somatogene Depression 53
Depressionen in besonderen Lebenslagen 54

7 Sind Depressionen behandelbar?   61

Wann ist jemand behandlungsbedürftig?   64
Was ist Heilung bei der Depression?   68
Was hilft? – Die heutigen Therapieformen   71

8 Medikamente in der Depressionsbehandlung   73

Was sind und wie wirken Antidepressiva?   74
Tranquilizer und Schlafmittel in der Depressionsbehandlung   90
Neuroleptika   92
Prophylaxe von Wiedererkrankungen: Antidepressiva, Lithium, Valproinsäure, Carbamazepin   94

9 Psychotherapie: Hilft reden?   99

Hilfreicher Umgang mit Depressiven   99
Methodische Psychotherapie   105

10 Fehler, die man machen kann   111

Was man als Arzt falsch machen kann   111
Fehler, die Depressive machen   114

11 Was Arbeitgeber, Nachbarn, Familie und Freunde wissen sollen   117

Arbeitgeber   117
Nachbarn   119
Familie   120

12 Was Angehörige tun können, tun sollen, was sie nicht tun sollen   123

13 Unterstützende Therapieformen 129

14 Stationäre Behandlung in der psychiatrischen Klinik 133

15 Der suizidgefährdete Depressive 137

Wie kann man eine Suizidgefährdung erkennen? 137
Was kann man zur Suizidverhütung tun? 140

16 Hat eine Depression auch positive Seiten? 143

17 Abschlussbemerkung – eine Art Zusammenfassung 147

Danksagung 149

Literatur 151

Einführung: Depression – eine seelische Krankheit

> In der Depression
> lebe ich ohne Sinn und Bewusstsein.
> Ich sehe, ohne wahrzunehmen.
> Ich fühle ohne Empfindung und Gefühl.
> Ich schmecke ohne Genuss.
> Ich rieche ohne Empfindung.
> Ich denke ohne Geist und Sinn und Phantasie und Kombinationsfähigkeit.
> Ich lache ohne Freude.
> Ich weine ohne Schmerzensstachel.
> Ich bewege mich ohne motorische Harmonie und Ausdrucksvermögen.
> Ich kenne weder Hoffnung noch Maß noch Ziel.
> Schlaf und Tod sind mir das Erstrebenswerteste.
> Ich freue mich nicht, ich begeistere mich nicht, ich liebe nicht, ich trauere nicht.
> Ich male nicht, ich spreche nicht, ich dichte nicht, ich singe nicht, ich tanze nicht, und wenn ich es dennoch tue, dann ohne Ausdruck und Phantasie und ohne dabei zu sein,
> ohne Leben.
>
> (Gedicht einer depressiven Frau)

Bis heute ist umstritten, ob psychische Krankheiten und psychische Störungen einfach Abweichungen, sozusagen „etwas mehr" von z. B. Traurigkeit sind oder ob es einen qualitativen Sprung gibt, der normales psychisches Erleben von psychischer Krankheit trennt. In der Tat scheint es *Übergangsformen* von der Trauer über die Depressivität bis zur schweren Depression zu geben. In Äußerungen von Betroffenen wie: „Es wurde immer mehr, es kam zu viel zusammen, es wurde mir zu viel, ich habe es dann einfach nicht mehr ausgehalten, ich habe mich so hineingesteigert" kommt dies zum Ausdruck. Häufiger, und insbesondere in der schweren Depression, werden jedoch unterschiedliche Empfindungen beschrieben. Auch das obige Gedicht verdeutlicht das Umfassende einer Depression, die keine Blinddarmentzündung ist, die operiert werden kann, kein gebrochener Arm, der eingegipst oder geschient wird, und auch keine Schnittverlet-

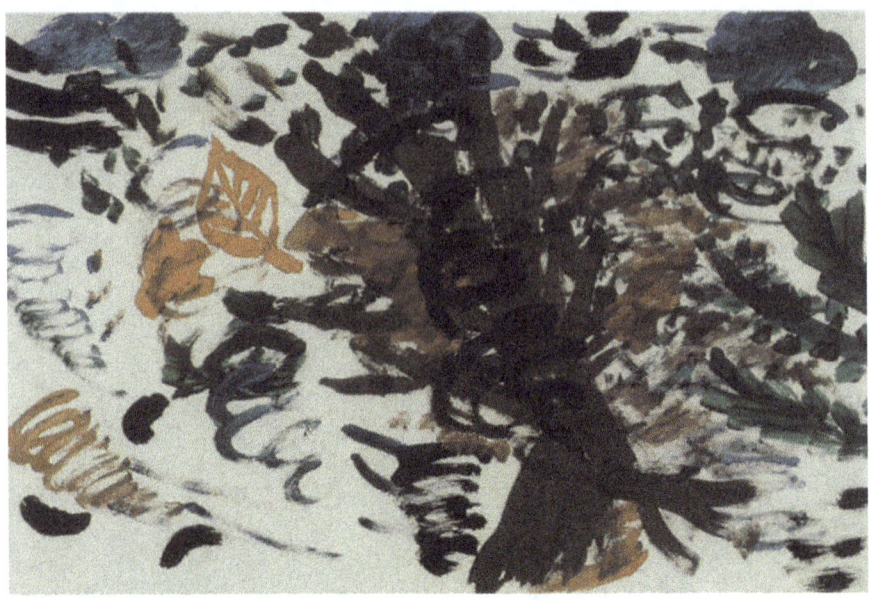

Stürmisches Chaos zum Zeitpunkt der Aufnahme in die Klinik.

zung, die genäht oder mit einem Pflaster geklebt werden kann. Eine Depression umfasst, beeinträchtigt, ja bedroht den gesamten Menschen in seinem körperlichen Empfinden, seinem Denken, seiner Gestimmtheit, in seinen Gefühlen, in seinen Bezügen zur eigenen Person, zum aktuellen Umfeld, zur eigenen Vergangenheit und Zukunft.

Das Beispiel von Frau A. zeigt, dass Depressionskranke zwischen alltäglicher Trauer und krankhafter Depression unterscheiden:

> **Beispiel**
>
> **Frau A.**
> Die knapp 60-jährige Frau A. wird etwa ein Jahr nach dem plötzlichen Tod ihres 71-jährigen Ehemannes stationär aufgenommen, nachdem sie mit Tabletten einen Suizidversuch unternommen hatte: „Ich komme einfach alleine nicht zurecht. Wir haben alles gemeinsam gemacht, ich habe mich um nichts kümmern müssen. Ich hatte keine Freude mehr am Leben, obwohl mein Sohn so gut zu mir ist, deswegen habe ich auch versucht, mir das Leben zu nehmen", klagt sie. „Jetzt stehe ich so ganz alleine da; meine Geschwister sind auch alle viel älter und können das gar nicht verstehen." Nach dem Tod des Ehemannes war ihr zum Verzweifeln, aber die Hektik der Organisation des Begräbnisses und der Überführung in seine Heimatstadt hätten sie einfach nicht zur Ruhe und zum Nachdenken kommen lassen.

„Humor war noch nie meine große Stärke, ich bin ein eher schwermütiger Typ, habe immer alles mitgemacht, war aber nie so richtig dabei. Das geht seit meiner Jugendzeit so, und ich glaube, es hängt damit zusammen, dass ich zwei Stiefmütter gehabt habe und mich besonders mit der zweiten überhaupt nicht verstanden habe … Jetzt dachte ich, ich gehe zu meinem Sohn und kümmere mich um das Enkelkind, ich dachte, das sei eine Aufgabe, aber das Kind war so lebhaft. Ich kann nicht mehr denken, ich fühle mich nicht normal, ich kann kaum etwas lesen, auch nicht schreiben, nichts mehr aufnehmen … Einmal erlöst sein, schlafen, von nichts mehr wissen. Wenn ich doch nicht mehr leben bräuchte", das seien die Gedanken gewesen, die sie in letzter Zeit beschäftigt hätten. Und weiter: „Die große Leere … innerlich wie versteinert, nicht weinen können … ich werd nicht fertig und ich möchte es ja bewältigen können. Wenn was auf mich zukommt, dann regt es mich viel zu sehr auf. Mein Mann hat immer alles gemacht, mir ist immer alles gemacht worden." Anfänglich habe sie noch unter Weinkrämpfen gelitten, jetzt könne sie nicht mehr weinen, sie tue sich schwer mit dem Denken, im Kopf sei sie unklar, der ganze Geist sei weg, wie wenn ihre Gehirnzellen abgestorben wären. Sie könne jetzt auch nicht mehr trauern. Außerdem halte sie sich für eine Zumutung anderen Leuten gegenüber, weil ihre Haare nach dem Tod des Ehemannes ausgegangen seien, weil sie sich die letzte Zeit nicht mehr attraktiv anziehe, ungepflegt sei und auch keine Zeit mehr für sich selber aufgewendet habe. „Denn ich bin so elendig müde, dösen könnte ich den ganzen Tag … Ob ich mir vorstellen kann, dass sich das wieder verändert? Ich habe keine Hoffnung, am liebsten wäre mir, wenn ich nicht mehr da wäre. Aber ich muss dableiben, ich muss kämpfen, meine Kinder wollen das Beste für mich und ich will doch nur, dass ich für mich selber wieder sorgen kann." Während eines mehrwöchigen Besuches beim Sohn, der die depressive Mutter eingeladen hatte, um ihr mit der Versorgung des vierjährigen Enkelkindes eine Aufgabe zu geben, hatte sie dann aus einem Gefühl der tiefen Verzweiflung und der Überforderung heraus den Suizidversuch unternommen.

Beispiel

Herr B.
Ein anderer Patient, 60 Jahre alt, 30 Jahre verheiratet, hatte den Tod seiner Ehefrau und den Trauerprozess gut überstanden. Nach Auflösung des Haushaltes wenige Monate später und Umzug in eine neue, kleinere Wohnung begann er zu grübeln, konnte sich nicht mehr freuen, lag nächtelang wach, begann sich selbst und auch die verstorbene Ehefrau, von der er sich nun verlassen fühlte, anzuklagen und entwickelte Suizidideen. Für ihn lag der Unterschied zwischen Trauer und Depression darin, dass er in der Trauer „lebensfähig" blieb, während er den Zustand der Depression als „Nicht-Trauer" bezeichnete, als Lähmung seiner geistigen Funktionen, seiner Kommunikationsfähigkeit, als Minderung seiner Stimmung, seiner Fähigkeit, Gefühle empfinden zu können, sowie als Beeinträchtigung seiner körperlichen Funktionsfähigkeit.

Diese Beispiele zeigen, wie Betroffene selbst den allen Menschen bekannten Prozess der Trauer, der individuell und in der jeweiligen Gesellschaftsform unterschiedlich ausgeprägt sein kann, von einer Depression unterscheiden. In der Depression wird von *Nicht-traurig-sein-Können*, von *Nicht-Trauer* gesprochen. Anscheinend geht die Leidensfähigkeit verloren, wie sie in der Trauer, im Abschiednehmen von einem geliebten Menschen noch vorhanden ist. Verlust der Leidensfähigkeit meint natürlich nicht, dass depressiv Kranke nicht leiden, aber in der tiefen Depression steht die Freudlosigkeit, die Unfähigkeit überhaupt Gefühle empfinden zu können, im Vordergrund. Auch fällt auf, dass in der Depression nicht so sehr über den Verlust des Partners bzw. der Partnerin geklagt, geweint, getrauert wird, sondern dass eher die Klage über die eigene Lebens- und Leistungsunfähigkeit, über Freudlosigkeit, über Schlafstörungen, das eigene schlechte Aussehen, das schlechte körperliche Befinden im Vordergrund stehen. Es scheint, dass Trauer etwas Zielgerichtetes ist, einmal in Bezug auf den Verstorbenen, zum anderen aber auch im Sinne einer Entwicklung in eine neue Zukunft hinein, weg vom Verstorbenen, während Depressivität apathisch, antriebslos, innerlich erstarrt auf der Stelle verharren lässt. „Depression ist erstarrte Trauer", definierte ein Patient den Unterschied zwischen Trauer und Depression.

Beispiel

Herr C.
Der Grundschullehrer, 42 Jahre alt, bereits mehrfach depressiv erkrankt, hat als das für ihn Schlimmste der Depression „das völlige Gefühl der Sinnlosigkeit, das totale Gefühl der Ohnmacht" bezeichnet:
„Man stößt an seine Grenzen und es geht nicht mehr weiter, man verliert jegliches Selbstvertrauen, jegliches Selbstwertgefühl, wertet sich selber ab und dies geht bis zu Selbstmordideen, so weit, dass meine Kinder oder auch mein Glaube noch einen Sinn für mich darstellen, aber als Halt nicht mehr funktionieren."

Depression als Krankheit ist auch nicht das, was wir in der Alltagssprache mit Depressivsein meinen. Depressivität oder depressive Verstimmung bezeichnet immer ein Symptom, das (wie z. B. Fieber) bei verschiedenen Erkrankungen auftreten kann. Fieber hat man bei Grippe, bei einer Nierenbeckenentzündung oder einer anderen Infektion. Depressive Symptome können eine Reihe von psychischen, aber auch körperlichen Erkrankungen begleiten. So kennen wir z. B. die Depressivität als länger anhaltende

Traurigkeit nach dem Verlust des Partners, nach der Eröffnung einer schweren Krankheitsdiagnose oder auch den sog. Wochenbett-Blues, den „Heultag" durch die hormonelle Umstellung nach der Entbindung.

Wenn in diesem Buch von *Depression* gesprochen wird, ist eine *schwere Krankheit* gemeint, die den ganzen Menschen umfasst, ihn in seinem körperlichen Befinden, seinem Denken, seiner Gestimmtheit und in seinen Gefühlen, seinen Bezügen zur Umwelt, zur eigenen Person und zur Zukunft bedroht. Die Depression kann den Betroffenen bis hin zur Unfähigkeit, den eigenen Lebensverpflichtungen nachzukommen, beeinträchtigen. In ihren tiefsten und schwersten Ausprägungsformen umfängt sie die Kranken in ihrem Denken und Erleben derart, dass diese über ihr eigenes Leid nicht mehr hinauszuschauen vermögen und den Glauben an sich, an ihre Umwelt, an Hilfsmöglichkeiten und an die Zukunft verlieren. Die Depression wird dann lebensbedrohlich, denn – „Schlafen und Tod sind mir das Erstrebenswerteste" – sie bringt dann die Gefahr der Selbsttötung mit sich.

Der Arzt bezeichnet als Depression im Sinne einer Krankheit einen Zustand, der

- zu deutlichen Symptomen im seelischen und körperlichen Bereich führt,
- das soziale Leben und die zwischenmenschlichen Beziehungen beeinträchtigt,
- die Arbeitsfähigkeit und Lebensqualität schädigt,
- mit Leiden und Krankheitsgefühl bis zur Freud- und Gefühllosigkeit einhergeht,
- bereits mindestens zwei Wochen lang unverändert und auch durch sozialen Kontakt nicht beeinflussbar andauert,
- mit einer hohen Rezidiv- und Chronifizierungsgefahr einhergeht, insbesondere wenn nicht oder unzureichend behandelt.

Die Depression ist eine *psychische* Krankheit, und es sei unterstrichen, dass Depression nicht Geisteskrankheit bedeutet! Ein depressiv kranker Mensch ist nicht irre oder verrückt, sondern „gemütskrank". Der Psychiater, der einen Depressionskranken behandelt, ist kein „Irrenarzt" und die psychiatrische Klinik kein „Narrenhaus". Auch die Befürchtung, die Depression werde schließlich mit Schizophrenie oder Demenz enden, trifft wissenschaftlich und klinisch nicht zu. Trotz ihres ernsten Charakters gibt es heute viele Hilfs- und Behandlungsmöglichkeiten. Depressives Kranksein bedeutet kein lebenslanges Gefangensein in der Melancholie, in der Gemütskrankheit, mehr.

Depressives Kranksein: „Wie es mir geht, wenn es mir schlecht geht" – Depression in Selbstschilderungen

Man kann sich dem Verständnis depressiven Krankseins auf zwei Wegen nähern. Man kann Betroffene selbst sprechen lassen, wie dies in Krankenblättern, in der Literatur, in Musik, Malerei oder Bildhauerei zum Ausdruck kommen kann, oder die Symptome, die bei depressiven Erkrankungen vorzufinden sind, aus ärztlicher Sicht darstellen. Beide Wege sollen beschritten werden.

Die folgenden Berichte sind Schilderungen von Patienten, die bei uns in Behandlung waren. Einige Einzelheiten wurden aus Gründen des Datenschutzes geändert.

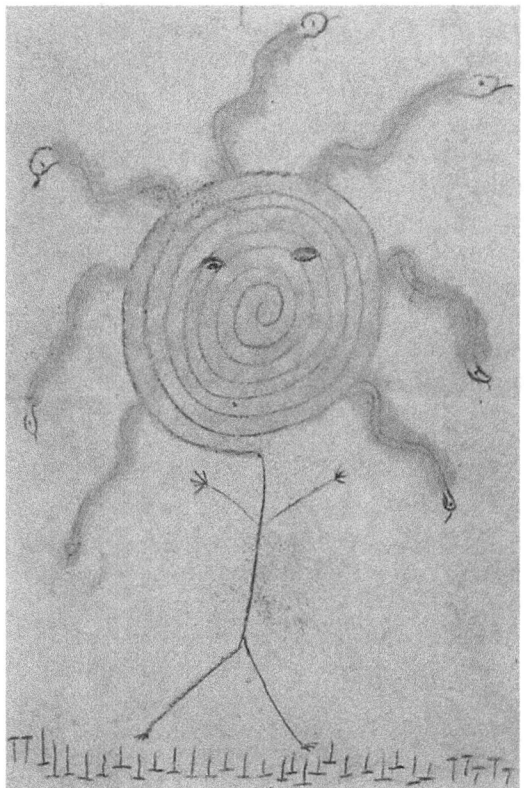

Selbstbildnis: Medusenhaupt, abgemagerter Körper und quälende Spitzen.

Beispiel

Frau D.
Die knapp 40-jährige Lehrerin, seit mehreren Jahren immer wieder depressiv erkrankt, ist erstmals in stationärer psychiatrisch-psychotherapeutischer Behandlung. Sie eröffnet das Gespräch damit, sie sei froh, dass sie jetzt hier (in einem psychiatrischen Krankenhaus) sei: „Ich kann mich fallen lassen." Ihre Berufsarbeit habe sie noch zum Teil machen können, in der Familie und im Haushalt habe sie aber „nichts mehr geschafft, Angst gehabt vor mancher Arbeit; zu Hause gab es auch schöne Dinge, aber ich war unfähig, diese zu tun". Damit waren zusätzlich Schuldgefühle verbunden. Es gehe ihr schon seit über einem halben Jahr schlecht: „Es ist ein Auf und Ab, im Winter immer schlechter, im Sommer immer besser. Die Angst kommt, wenn die Tage so kurz sind und die Nächte so dunkel. Jetzt (Winter) denke ich, ich spüre eine Übereinstimmung, draußen ist es so dunkel wie in mir."

Sie erzählt dann, sie habe sich in den vergangenen Jahren Strategien des Zurechtkommens angewöhnt, so „das Jahr zu strukturieren, damit ich immer etwas habe, worauf ich mich freuen kann. Wie Stützpfeiler einer Brücke über einen breiten Fluss. Wenn dann aber etwas ins Wanken kam, dann war es für mich ganz schlimm. Dies konnten auch die kleinen Dinge im Alltag sein, z. B. die Frage, ob man ins Thermalbad oder in die Sauna geht." Und weiter: „Es ist so, als gebe es zwischen mir und der übrigen Welt eine durchsichtige Wand, die manchmal da ist und manchmal nicht. Manchmal komme ich heraus und verletze mich, manchmal komme ich nicht heraus, meine Maske ist perfekter geworden." Sie leide unter wenig Appetit, habe aber trotzdem immer etwas zugenommen, weil sie immer etwas zum Kauen, Äpfel oder Joghurt oder etwas Süßes gebraucht habe. Das Essen habe aber keinen Spaß gemacht und nichts mit Appetit zu tun. „Nur wenig hat mir noch Spaß gemacht, die Lebensfreude war schon ganz weg." Sie lächelt dabei und bezeichnet dies als Maske. Was ihr gut tue sei, „Aufmerksamkeit zu erfahren, … dass jemand sich dafür interessiert, wie es mir geht. Seit ich hier bin, habe ich wieder viel geheult und es war jedes Mal gut; es tut mir gut, weil ich vorher hab nicht mal heulen können. Hier kann ich heulen, so lange ich es brauche und es kommt jemand und streichelt mich, das tut gut … Mit dem Auf und Ab habe ich in den letzten Jahren leben gelernt, es gab immer wieder das Auf und Ab, das hat mir geholfen, aber dieses Jahr kam kein Auf."

Sie habe sich schon den Kopf darüber zerbrochen, warum es nicht mehr nach oben gegangen sei. Sie denkt dann an die Entfernung der Gebärmutter und der Eierstöcke ein Jahr zuvor wegen eines Myoms, wobei sie diese Zeit einschließlich der Erholungszeit in einer Kurklinik nicht belastend empfand. Belastend war es aber, später wieder in der Schule „ständig Kontakte anbieten" zu müssen und anderseits „zu erleben, so viele Jugendliche brauchen mich nicht". Während des Gesprächs wirkt Frau D. verlangsamt, nachdenklich, wenig schwingungsfähig in der Sprache, auch wenn sie zwischendurch eine Maske sozialen Lächelns aufsetzt.

> **Beispiel**
>
> **Herr E.**
> Der 49-jährige Ingenieur meint: "Es ist das furchtbar Schlimme an dieser Krankheit, dass ich nicht mehr kann, dass mir die Kraft fehlt. Der Antrieb ist weg, ich habe kein Gefühl mehr, keine Ordnung mehr, dabei habe ich alles immer mit viel Engagement gemacht, mit viel Fleiß, aber als Ingenieur im Straßenbau darf ich nicht versagen." Der fehlende Antrieb, nicht einmal mehr aufstehen können, gequält durch das Grübeln, die Leere im Kopf, in den Gedanken, das Gefühl der Hoffnungslosigkeit und das Gefühl, sich selber zu verurteilen, zu versagen, obwohl man doch nicht versagen dürfe wegen der Verantwortung, sich nicht mehr konzentrieren zu können, nicht mehr in der Lage sein, eine Besprechung vorzubereiten, diese Symptome seien für ihn das Schlimmste an dieser Krankheit Depression.

Frau D. und Herr E. stellen das Nichtkönnen, das Nicht-mehr-leisten-Können, die *Insuffizienz* in den Vordergrund, die mit Schuldgefühlen besetzt und als Versagen gegenüber einem Idealbild von sich selbst erlebt wird, sowie das Fehlen von Gefühlen als „Freudlosigkeit" oder „Gleichgültigkeit". Zeitweise ist noch etwas Ablenkung möglich, insbesondere bei Frau B., und es scheint, als könne sie noch etwas distanziert über sich selber nachdenken.

> **Beispiel**
>
> **Frau F.**
> Die 45-jährige Frau F. kommt direkt aus einer Kureinrichtung zur ambulanten psychiatrischen Untersuchung. „Ich bin immer so müde, so fertig, schwindelig, und im Kreuz tut mir alles weh. Ich kann nicht mehr soviel machen, auch nach den 6 Wochen Kur; ich habe keine Kraft mehr, in der Kur ist alles nur noch schlimmer geworden; ich bin kein Mensch mehr wie vorher; es geht nicht mehr", klagt sie. Gleichzeitig berichtet sie darüber, es mache ihr Angst, dass sie nicht mehr so könne, denn sie sei eigentlich immer eine 150%ige Arbeiterin bei der Bundesbahn gewesen, zu Hause habe sie immer alles 150%ig im Haushalt gehabt, auch als Frau wollte sie immer attraktiv, lustig und lebendig sein. So sei auch ihr Ruf in ihrem Freundeskreis. Dass dies jetzt nicht mehr gehe, mache ihr Angst. Zusätzlich habe ihr Ehemann sie nicht verstanden und gesagt: „Reiß' dich zusammen, du musst arbeiten, wir brauchen das Geld. Man sieht dir doch auch gar nichts an." Die Gymnastik in der Kur habe nur zur Verschlechterung geführt. Was gut getan habe, sei das Arztgespräch gewesen, doch das habe nur am Anfang und am Schluss stattgefunden. Da habe sie sich verstanden gefühlt. Während der Fahrt von der Kureinrichtung zur ambulanten psychiatrischen Untersuchung habe sie sich aus dem

> Auto gestürzt: „Ach, es ist mir alles egal, ich kann nicht mehr; es hat schon wieder eine Auseinandersetzung gegeben, weil ich immer so müde bin."
> Später stellt sich heraus, dass sie sich schon seit mehreren Jahren immer wieder mit Kreuzschmerzen plagt, sich für die Drogenabhängigkeit ihres studierenden Sohnes verantwortlich macht, als Mutter sich als Versagerin fühlt, dass sie noch heute Angst hat, ihr früher alkoholkranker Ehemann könne wieder rückfällig werden. Nach Suizidgedanken befragt meint sie: „Ich bin schon oft so alleine an der Bahn gestanden, mit mir hat niemand geredet, da ist eine innere Leere, aber ich möchte schon einmal alt werden, und das Gespräch ist mir wichtig, ich bin noch so unzufrieden mit meinem Leben."

Hier scheint über mehrere Jahre hinweg das Zusammentreffen verschiedener Belastungsfaktoren oder solcher Faktoren, die von der Patientin aufgrund ihres Verantwortungsgefühles als belastend erlebt wurden, zur körperlichen und dann auch zur seelischen Dekompensation geführt zu haben. Umgangssprachlich wird gerne von „Burnout" gesprochen, Psychiater bezeichnen derartige depressive Entwicklungen auch als *Erschöpfungsdepressionen*.

Beispiel

Frau G.
Die 29-jährige Frau G. wird von ihrem Ehemann in die Klinik gebracht. Sie zittert und bebt am ganzen Leibe und kann kaum zur Ruhe kommen. Sie schlafe seit 14 Tagen nicht mehr, sie könne nicht mehr einschlafen, wache morgens bereits gegen 5 Uhr auf, grüble dann sehr viel und fühle sich gleich schlecht. „Ich habe mich in die Idee verrannt, dass meine Kinder krank sein müssen." Der 7-jährige Sohn leidet seit etwa einem halben Jahr an Asthma und Neurodermitis, sodass der Kinderarzt nun eine Kur beantragt hat, zu der auch die Mutter mitgehen sollte. Da jedoch die 5-jährige Tochter nicht versorgt war, hat die Mutter die Kur für den Sohn und sich selber eine Woche vor Beginn abgesagt. Danach traten Unruhezustände, Schlafstörungen, Grübeln, Selbstanklagen und Schuldgefühle auf.

„Ich habe gedacht, er (der Sohn) hat Krebs, dann, ich habe Krebs. Ich hätte es ja verdient, da ich 10 Jahre geraucht habe. Ich habe Schuldgefühle und das Gefühl, da gehöre ich bestraft. Auf einmal ist mir das bewusst geworden, seit die Neurodermitis schlimmer geworden ist. Da war es mir klar, ich bin schuld an der Neurodermitis und das ist nur wegen des Rauchens. Das macht mir Angst. Es ist alles ganz logisch im Kopf, aber nachts kommen die Gedanken, und ich bringe alles durcheinander, ich kann nur noch grübeln." Sie bekomme die Gedanken nicht mehr aus dem Kopf, obwohl sie andererseits wisse, dass es ihrem Sohn gut gehe. Das Schuldgefühl und der Gedanke, „ich gehöre bestraft", seien immer da: „Es passiert soviel Elend auf der Welt. Anfang Januar ist ein junger Mann umgekommen, warum passiert das denen? Der war gut. Mir sollte das doch eher passieren." Andererseits: „Ich bin kein schlechter Mensch. Ich möchte einmal wieder ausschlafen… und dann kommen so Gedanken, so kann ich nicht weitermachen, ob es da nicht besser wäre, man würde nicht mehr leben. Aber dafür liebe ich meine Kinder zu sehr, als sie alleine zu lassen. Ich liebe meine Kinder, meine Kinder lieben mich, ich liebe meinen Mann, er liebt mich." Sie sei appetitlos, habe sich zu Hause wegen der Kinder gezwungen mitzuessen. Allein zu Hause bleiben gehe nicht wegen der Unruhe, aber sich mit jemandem zu unterhalten, gehe auch nicht. Nachts sei sie in der Wohnung immer hin und her gelaufen und unruhig gewesen. Der Gedanke, sie sei schuld, dass er (der Sohn) krank sei, lasse sie einfach nicht los.

Beispiel

Frau H.
Die 45-jährige Frau H. erzählt mit leiser Stimme, sie sei die letzten Wochen jede Nacht wach gewesen, wie ein Tier auf und ab gelaufen, habe immer vor sich hin gesagt, sie könne nicht mehr, sie wolle nicht mehr, alles sei so ein Chaos. Dann sei die Angst gekommen, „dass ich alles falsch mache", die dann zur Überzeugung geworden sei, es werde etwas passieren, weil „alles chaotisch ist, weil ich das Böse bin, auch für andere Menschen bedrohlich bin." Nichts mache ihr mehr Freude, sie habe keine Lust mehr, sie schaue nicht mehr in die Post, sie könne sich zu Hause nicht mehr entspannen. Ein Urlaub bei einer Schwester im Ausland führte zu einer Verschlechterung, denn jemand, der das Böse sei, verdiene keinen Urlaub. Sie habe dort versucht, sich in der Badewanne das Leben zu nehmen: „Ich bin am Ende der Kraft angekommen, dann habe ich Ruhe, wenn ich es hinter mir habe." Sie habe im letzten Moment realisiert, dass sie einen Mann und zwei Kinder habe und sie könne sich diesen Wunsch, jetzt endlich Ruhe haben zu wollen, im Nachhinein nicht mehr erklären.

Bei Frau G. und Frau H. wird die Einengung des Denkens auf Insuffizienz, Schuld, die Vorstellung, das Böse zu verkörpern oder eine „schlechte Mutter" zu sein, im Sinne eines negativen Selbstbildes deutlich, und zwar in einer Ausprägung, die von psychiatrischer Seite als wahnhafte Einengung, als *depressive Wahnidee* bezeichnet wird.

> **Beispiel**
>
> **Frau I.**
> Die 62-jährige Frau I. wird von zwei Freundinnen und ihrer Tochter mit der Bemerkung: „Mutter, das hat alles keinen Wert mehr, du musst an die richtige Stelle", ohne Einweisung direkt in die Klinik gebracht. Vor wenigen Tagen hatte der 28-jährige Sohn, Maurermeister, von seiner Firma wegen seines Alkoholproblems die Kündigung erhalten. Der Sohn, ledig, wurde bis jetzt von der Mutter versorgt, die bereits sehr früh verwitwet, als die Kinder noch klein waren, sich für alles verantwortlich fühlt. „Sorgen habe ich mir schon immer gemacht, um alles und alle … und dann habe ich selber auch schon viele Krankheiten gehabt und Operationen, vor einem Jahr auch eine Bypass-Operation … und jetzt habe ich gemeint, es gibt keinen Ein- und Ausweg, der Sohn trinkt, kommt dreckig vom Bau, jetzt hat er nichts mehr, wovon er leben kann. Ich werde mit dem allen nicht mehr fertig, habe zuerst nur noch geweint, mich überfordert gefühlt, jetzt bin ich ganz müde, dann aber auch aufgeregt, wollte nicht mehr unter die Leute."

Nachdem die Patientin am Morgen des Aufnahmetages gegenüber einer Freundin geäußert hatte, sie tue sich etwas an, es gehe so nicht mehr weiter, sahen Tochter und Bekannte keine andere Möglichkeit mehr, als die Patientin direkt in die Klinik zu bringen.

> **Beispiel**
>
> **Herr J.**
> Der junge, 24-jährige Mann „kommt nach einer Grippe mit hohem Fieber nicht mehr auf die Beine". Nach Beendigung seines Zivildienstes wollte er wieder an der alten Arbeitsstelle als Elektriker anfangen, erlitt dort jedoch einen Kreislaufzusammenbruch. Wenige Tage zuvor war ein Freund, ebenfalls Elektriker in der gleichen Firma, bei einem Starkstromunfall gestorben. Während des Zivildienstes hatte er in einer sozialen Einrichtung gearbeitet, und das Umgehen mit Menschen habe ihm sehr viel Spaß gemacht.
> „Nach einer Erkältung bin ich nicht mehr so richtig auf die Füße gekommen, habe auch nicht mehr so richtig abschalten können. Da sind die Angstgefühle stärker geworden. Das war gerade in meinem Urlaub, da hatte ich vieles vor, es hat mir gestunken, dass ich da nichts mehr getan habe. Ich war immer schon ein unsicherer und etwas ängstlicher Mensch. Schlaflosigkeit, Unruhe und die Angst, wieder im Beruf anfangen zu müssen, das war wohl das Schlimmste." Die Stimmung sei ziemlich schlecht gewesen, er habe sich sehr „down" gefühlt, habe auch als Musiker (der Patient spielt in seiner Freizeit in einer Band) nichts mehr getaugt. „Ich war in der ganzen Zeit lustlos, am liebsten alleine und musste mich zwingen zu allem, und am Morgen habe ich eine brutale Anlaufzeit gebraucht. Morgens ist mir immer so komisch, so schlecht, abends ist es immer besser."

Nach Selbstmordgedanken befragt gibt er an, „der Gedanke, so möchte ich nicht mehr leben oder so kann ich nicht mehr, der Gedanke, sterben zu wollen, den habe ich nicht gehabt". Er fühle sich krank und unruhig, „das ist schon eine Krankheit". Er sei entscheidungsunfähig, die letzten Tage nur noch in seinem Zimmer bzw. im Keller im Übungsraum der Band gesessen, Musik habe ihn nicht mehr angesprochen, er habe nur noch vor sich hingestarrt.

Sicher konnten mit diesen Beispielen nicht alle typischen Krankheitsbilder erfasst werden. Doch sie erlauben eine Annäherung an das depressive Erleben.

Beispiel

Herr K.
Der 70-jährige Patient war leidenschaftlicher Bäcker. Er hatte die Bäckerei vom Vater übernommen, den er als sehr streng – er habe mit dem Hosengürtel oder dem Stecken zugeschlagen und keinen Lehrlingsgehalt dem Sohn bezahlt, ihn auch nicht versichert –, aber auch gerecht und fürsorglich für die Familie erlebt hatte. Im Gespräch kommt er immer wieder darauf zurück. Als er die erfolgreiche Bäckerei mit 63 Jahren dem eigenen Sohn überschreibt, erleidet er eine erste schwere Depression mit Schuldgefühlen, Insuffizienzgefühlen und körperlichen Symptomen. Er erholt sich nur unzureichend und verbleibt langfristig anhaltend depressiv.

Beispiel

Frau L.
Die perfektionistische und leidenschaftliche 54-jährige Lehrerin erleidet nach der Diagnose eines Brustkrebses (ohne Metastasen, operativ behandelbar) eine erste depressive Erkrankung mit Ängsten, Verzweiflung, Unruhe, Schlafstörungen, Merk- und Konzentrationsstörungen. Sie geht zwei Monate in eine psychosomatische Klinik zur Rehabilitation, wenige Tage nach Entlassung muss sie stationär in der regionalen Klinik für Psychiatrie und Psychotherapie auf der dortigen Depressionsstation aufgenommen werden. Ein agitiert-ängstliches Bild mit Krebsangst und Angst, in der Schule zu versagen, bestimmen das Bild. Stationäre und dann ambulante Psychotherapie sowie antidepressive Medikation und die vorzeitige Berentung wegen Dienstunfähigkeit bessern das depressive Leidensbild.

Die typische Depression

Depressiv kranke Menschen leiden unter vielfältigen Beschwerden, die sie dem Partner, den Angehörigen, dem Arzt klagen oder die erfragt werden müssen, wenn die Kranken in ihrer depressiven Hemmung eher schweigsam, zurückhaltend, zurückgezogen sind und sich in ihrem Leid unwichtig, ja überflüssig und nicht des Ansprechens wert fühlen. Nur bei einem Teil der Patienten kommt die Depression in Haltung, Bewegung und Aussehen gegenüber anderen zum Ausdruck und kann so erkannt werden. Viele depressiv Kranke, vor allem im mittleren und jüngeren Lebensalter, wirken zwar etwas erschöpft – „Burnout-Syndrom" – oder unruhig-ängstlich, machen aber nicht den Eindruck eines kranken Menschen. „Man sieht mir nicht an, wie es in mir aussieht", klagen manche Depressive und wünschen sich lieber ein gebrochenes Bein, denn dieses könne man eingipsen, und die Leistungsunfähigkeit, die Kraftlosigkeit, die rasche Erschöpfbarkeit wären sichtbar und erklärbar. „Es kann dir doch nichts fehlen, du siehst doch so gut aus"; solche Äußerungen hören Depressive häufig von ihrer Umwelt, wenn diese sich nicht die Mühe macht, nachzufragen und zu versuchen, sich einzufühlen und zu verstehen, was im depressiv kranken Menschen vor sich geht. „Das kannst du doch schaffen, das muss

Das Ich in der melancholischen Dunkelheit.

doch gehen, so gesund, wie du aussiehst", so äußert sich Verständnislosigkeit gegenüber dem depressiv kranken Menschen.

Partner, Familie, Umfeld, Öffentlichkeit brauchen deshalb mehr Information über die Krankheit Depression. Diese Aufklärung ist Aufgabe der Psychiater, der ärztlichen und psychologischen Psychotherapeuten. Aber auch die Kranken selbst müssen sich der sicher mühevollen Aufgabe unterziehen, ihren Angehörigen zu erklären, was mit ihnen „los" ist.

Fragt man depressiv kranke Menschen, sammelt, vergleicht die von ihnen angegebenen Symptome und Beschwerden, werden immer wieder einige *Hauptsymptome*, nahezu obligate Symptome der Depression deutlich (Tabelle 1). Diese zu kennen, ist für Angehörige, für den Hausarzt und auch für Betroffene selber wichtig, um rechtzeitig Hilfsbedürftigkeit zu erkennen und Behandlung in Anspruch zu nehmen.

Nur selten gibt es Krankheitsfälle, bei denen eine Depression sozusagen über Nacht auftritt und ein am Abend vorher noch völlig gesunder Mensch am nächsten Tag tief depressiv herabgestimmt ist. Meistens entwickelt sich eine depressive Erkrankung über Wochen und Monate hinweg und beginnt eher schleichend mit Veränderungen im Bereich der Vitalität, des Gefühls körperlicher Leistungsfähigkeit, mit Schlafstörungen, Libidostörungen, reduziertem Appetit, mit Rückzugstendenz, mit rascher und erhöhter Erschöpfbarkeit. Daneben gibt es auch depressive Erkrankungen, die im Anschluss an ein auslösendes, meist sehr kränkendes oder belastendes Ereignis auftreten und manchmal mit einem Suizidversuch einhergehen. Und es gibt Depressionen im Anschluß an eine manische Erkrankung (bipolare, affektive Störung, jetzt depressiv) oder auch Depressionen im Zusammenhang mit körperlichen Ereignissen, z.B. die Post-partum-Depression (Wochenbettdepression) oder die Depression nach Schlaganfall (Post-Stroke-Depression).

Wenngleich die Depression ein breites Symptombild bieten kann, gibt es doch bestimmte *Symptome, die üblicherweise nicht zur Depression gehören*. Ein Depressionskranker ist in der Regel nicht bewusstseinsgetrübt und auch nicht desorientiert, d. h. er ist voll und klar bei Bewusstsein, auch in der tiefen Depression, und er ist immer zur Zeit, zum Ort, zur Situation und zu seiner eigenen Person orientiert. Wenn Symptome wie Bewusstseinstrübung (z. B. schläfrig, kaum ansprechbar) oder wenn Zeichen von Desorientiertheit (z. B. bezüglich des Ortes oder der Zeit) auftreten, ist immer und in erster Linie an eine organische Störung zu denken, so z. B. an

Tabelle 1. Hauptsymptome depressiver Erkrankungen

Affektive und kognitive Symptome

- Depressive Herabgestimmtheit, depressive Verstimmung
- Freudlosigkeit, Gefühllosigkeit, Nicht-weinen-Können, Weinkrämpfe, Verzweiflung, Dysphorie (Verstimmtheit)
- Globale Angstzustände (vor allem, was auf einen zukommt)
- Angst vor dem Tag und seinen Anforderungen, objekt- und situationsbezogene Ängste, Zukunftsangst, übersteigerte Befürchtungen
- Grübeln, Gedankenkreisen, Denkhemmung, Leeregefühl im Kopf, Monotonie in der Sprache
- Selbstvorwürfe wegen Nichtkönnen (Insuffizienzgefühl), Versagen und Minderwertigkeit (Selbstwertstörung), Zurückbleiben gegenüber dem Ich-Ideal; Nichtgeliebt-, Nicht-geschätzt-Werden, Schuldgefühle (Selbstverurteilung, -anklage), Klage über materielle Probleme, Verarmung oder körperliche Befindlichkeit (Hypochondrie)
- Gefühl von Hilflosigkeit, Gedanken von Hoffnungslosigkeit; negative Selbsteinschätzung
- Depressiver Wahn: Verarmungs-, Schuld-, Versündigungs-, Untergangswahn und hypochondrische Ideen
- Ruhe- und Weglaufwünsche, Todeswunsch, Suizidideen als Erwägung, Einfall; Suizidabsicht, frühere Suizidalität
- Klagen über subjektiv erlebte Merk- und Konzentrationsstörungen

Antriebs- und psychomotorische Störungen

- Lust- und Antriebslosigkeit, Nichtkönnen; leere Hektik
- Psychomotorische Agitiertheit, Getriebenheit
- Psychomotorische Hemmung, Stupor

Vegetative Symptome

- Globaler Vitalitätsverlust mit rascher Erschöpfbarkeit, Müdigkeit, Kraftlosigkeit, unzureichende Belastbarkeit
- Leibgefühlstörungen (Druck-, Spannungs-, Schweregefühl im Körper)
- Appetitstörung, Gewichtsabnahme, Obstipation
- Schlafstörungen (Ein-, Durchschlafstörung, zerhackter Schlaf, morgendliches Früherwachen, fehlende Erholung)
- Tagesschwankungen (Morgentief, abendliche Aufhellung)
- Saisonale Abhängigkeit der Depressionsauslösung
- Libidostörungen, Impotenz beim Mann, Dysmenorrhoe bei der Frau

eine Vergiftung (Medikamentenüberdosierung, häufig als Selbsttötungsversuch) oder an eine organische Erkrankung im Bereich des Gehirns (z. B. Hirnblutung, Hirntumor, andere organisch bedingte Störungen der zerebralen Funktionstüchtigkeit). Hier liegt meist ein akuter Notfall vor.

> Neben dem Gespräch mit dem depressiv Kranken zur Erhebung des psychischen Befundes und zum Verstehen seiner Klage und seiner Befindlichkeit ist immer auch eine körperliche (internistisch-neurologische) ärztliche Untersuchung erforderlich, außerdem die Abnahme eines Elektroenzephalogramms (EEG), einer kranialen Computertomographie (CCT) und bei einer medikamentösen antidepressiven Therapie auch ein Elektrokardiogramm (EKG); Laboruntersuchungen bestimmter Blutwerte sind ebenfalls selbstverständlich.

Denn eine depressive Verstimmung kann auch als Symptom bei vielen anderen Erkrankungen auftreten. Belastende, lebensverändernde und -verkürzende körperliche Erkrankungen (z. B. unterschiedliche Stadien von Krebserkrankungen), chronische Erkrankungen (z. B. chronische Polyarthritis) mit Schmerzen, Bewegungseinschränkungen, überhaupt chronische körperliche Erkrankungen, die zu Lebensbeeinträchtigungen führen, aber auch andere psychische Erkrankungen (z. B. chronischer Alkoholismus, Schizophrenie) können zu depressiven Symptomen führen. Die Behandlung orientiert sich dann an der Grunderkrankung unter Einbeziehung der depressiven Verstimmung und nicht allein am depressiven Symptom; dabei ist das „Leben mit Erkrankung" häufiges Thema. Solche depressiven Symptome im Rahmen einer körperlichen oder einer anderen psychischen Erkrankung werden auch als *sekundäre Depression* bezeichnet.

Herabgestimmtheit – Wie fühlen Depressive?

Grundsätzlich ist festzuhalten, dass es sich bei der Depression um eine „*affektive Störung*" von Krankheitswert handelt. Affektive Störung meint dabei: Das obligate und Hauptsymptom ist in der *Störung von Stimmung (Gestimmtheit) und Gefühlen* zu sehen.

Jeder Mensch kennt das Phänomen, früh morgens aufzuwachen und sich in einer bestimmten Weise zu fühlen, „gestimmt" zu sein für den Tag.

Diese Gestimmtheit beeinflusst dann auch unsere Leistungsfähigkeit, die Kommunikationsfähigkeit, die Bereitschaft, auf Menschen einzugehen, insgesamt die Arbeits- und Beziehungsfähigkeit. Wenn einem schon in der Früh „eine Laus über die Leber gelaufen ist", dann ist „der Tag schon gelaufen", so ein gängiges Wort. Die Gestimmtheit eines Menschen beeinflusst seine körperliche Befindlichkeit und Leistungsfähigkeit, wirkt sich auf seine Kommunikationsbereitschaft und -fähigkeit aus; sie ist längerfristig überdauernd, nicht nur ein kurzes Strohfeuer.

Das Gefühl der *depressiven Herabgestimmtheit* lässt sich so beschreiben, als wäre der Hauptwasserhahn zu einem Haus abgedreht, sodass aus jedem Wasserhahn im Haus nur noch Tropfen kommen. Manche Patienten sprechen auch von „Humorlosigkeit" („Oh, Herr Doktor, früher hat mich der Dreck auf der Straße gefreut, heute spricht mich nichts mehr an. Mir fehlt der Humor", wie es ein schwäbischer Bauer nannte) und sie meinen damit, nicht nur „keine gute Stimmung" zu haben, sondern auch *nicht mehr aufhellbar*, z. B. durch Zuwendung, oder nicht mehr schwingungsfähig bei sozialem Kontakt mit anderen Menschen, beim Erleben von Zuwendung, Freude oder auch ärgerlichen Ereignissen zu sein (Abb. 1). Besonders in der schwereren oder in der so genannten tiefen Depression ist diese depressive Herabgestimmtheit deutlich. Nicht nur darüber, sich nicht mehr freuen zu können, sondern auch über die Unfähigkeit, weinen zu können, wird berichtet. „Ich kann mich nicht ablenken, ich kann mich nicht freuen,

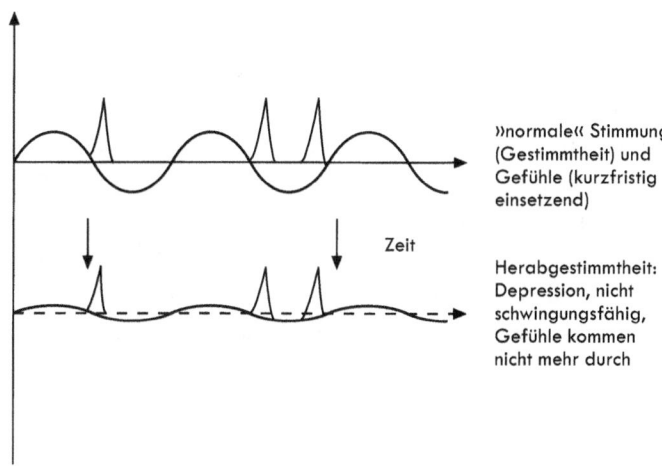

Abb. 1. Herabgestimmtheit.

nicht mal über mein Kind", klagte eine junge Mutter mit einer Wochenbettdepression, „ich spür' in mir, dass etwas nicht mehr so ist wie vorher und dann merke ich, dass ich zu meiner Tochter keine gefühlsmäßige Beziehung habe". Liebesgefühle wirken wie erloschen, Mutter-Kind-Gefühle werden leer, Partner empfinden eine emotionale Eiszeit. Das Schwierige daran ist, dass ein gesunder Mensch dies nur schwer nachvollziehen und, vor allem wenn ein derartiger Zustand länger dauert, kaum damit umgehen kann, weil eben zwischenmenschliche Beziehungen auf der Ebene von Gefühlen ablaufen. Manche Patienten beschreiben auch, ihre Gefühle seien innerlich im Brustkorb erstarrt oder würden da „wie gefrorene Tränen" oder „wie ein schwerer Stein" drücken.

Daneben gibt es auch Patienten, die weniger unter einer globalen depressiven Herabgestimmtheit leiden, sondern deren *depressive Verstimmung* sich als ein Schwingen um eine normale Stimmungsachse zeigt, welche sowohl Traurigkeit, Weinen und Weinkrämpfe, Klagsamkeit und Jammern, als auch aggressive Gereiztheit beinhalten kann. Bei Männern scheint diese depressive Herabgestimmtheit häufig mit Gereiztheit verbunden. Bei alten Menschen steht sie häufig eher im Hintergrund und muß erfragt werden. Die Beobachtung, dass ein depressiver Mensch im Gespräch von tiefer Verzweiflung mit Weinkrämpfen bis zu vorwurfsvoll-aggressiv getönten Anklagen, z. B. gegenüber Menschen, von denen er sich nicht verstanden fühlt, reichen kann, spricht nicht gegen eine Depression, sondern zeigt, dass dieser Mensch noch schwingungsfähig, beeinflussbar ist durch Kommunikation, wenngleich der überwiegende Teil seiner Gestimmtheit durch Depressivität gekennzeichnet ist.

Begriffe, die in diesem Zusammenhang auch zur Beschreibung der Gestimmtheit verwendet werden, sind z. B. sich bedrückt, niedergeschlagen, trostlos, resigniert, gequält, schwermütig zu fühlen, unfähig zu sein zum Trauern oder zum Weinen, ja unfähig zu sein, überhaupt etwas empfinden und genießen zu können (Gefühl der Gefühllosigkeit).

Angstgefühle werden von den meisten depressiven Patienten berichtet. Am häufigsten ist die globale Angst vor allem, was auf einen zukommt, die den morgens früh erwachten Depressiven bereits befällt, wenn er an seine Verpflichtungen, an die Abläufe des Tages, an die Dinge, die geleistet werden sollen und müssen, denkt. Aber auch Ängste bezüglich der Zukunft, die meist hoffnungslos und grau gesehen wird, Ängste, von anderen nicht verstanden, nicht gemocht, nicht akzeptiert zu werden, konkrete Ängste, den Partner zu verlieren, alleine nicht lebensfähig zu sein, werden berichtet. Daneben kann es zahlreiche Befürchtungen geben, die sich auf die körperliche Befindlichkeit, auf die Folgen der jetzigen Erkrankung, auf Handlungen in der Depression, auf Wirkungen und Nebenwirkungen der Therapie usw. beziehen. Häufig leiden Depressive auch an so genannten Panikattacken, Ängsten mit zahlreichen vegetativen Beschwerden, z. T. mit Todesangst, die ohne ersichtlichen Anlass auftreten können. Phobische Ängste, also situations- bzw. objektbezogene Ängste können ebenfalls auftreten, sind insgesamt jedoch seltener im Vergleich zu der fast generellen und globalen Angst vor den Ansprüchen des Tages und des Lebens, das bewältigt werden muss.

Kognitive Störungen – Wie denken Depressive?

Auch hier ist anzuführen, dass depressiv kranke Menschen grundsätzlich nicht anders denken als psychisch gesunde. Auch sie sind im Wesentlichen bewegt durch die von eigenem Beziehungs- und Lebensfeld, von Kultur, Zeit und Gesellschaft bestimmten Gedanken und Sorgen. So dreht sich auch das Denken depressiv kranker Menschen um Leistungsfähigkeit und die Erfüllung von Leistungsansprüchen gegenüber einem Ideal von sich selbst und einer vorgegebenen Gewissensinstanz, um Beziehungs- und Liebesfähigkeit sowie Wertschätzung, also um das Selbstwertgefühl, um Gesundheit und körperliches Befinden, um Sicherung der existentiellen Situation, also finanzielle und materielle Fragen, und letztlich um die Einbettung in religiöse Überzeugungen.

Doch bei depressiv kranken Menschen, insbesondere in der tiefen Depression, wird aus der Sorge des Gesunden, aus der Alltagssorge die beherrschende Thematik, auf die das gesamte Denken immer mehr eingeengt wird. So dreht sich in der schweren Depression das Denken häufig nur mehr um ein oder zwei Themen, z. B. darum, weil man nicht leistungsfähig sei, insuffizient und ein Versager zu sein, auch evtl. noch selber schuld daran zu sein, da man hätte Vorsorge treffen können, und deswegen auch nicht mehr der Anerkennung, der Wertschätzung, der Liebe anderer Menschen wert zu sein. „Einengung im Denken" charakterisiert den Depressiven in seinem quälenden Grübeln, damit der Verlust der inneren Freiheit und Möglichkeit, alle Sichtweisen und Bewertungsmöglichkeiten der Betrachtung einer Situation, einer Beziehung, eines Ereignisses zur

Verfügung zu haben und abwägen zu können („ich sehe nur noch das Negative", meinte ein Patient in Bezug auf seine Arbeitsperspektive).

> Insuffizienzgefühle, Versagens- und Minderwertigkeitsgefühle, Schuldgefühle gegenüber anderen, übersteigerte Sorge um die körperliche Befindlichkeit (was als Hypochondrie bezeichnet wird) oder auch Schuldgefühle gegenüber religiösen Normen (religiöses Schuldgefühl, Versündigungsideen) und Schamgefühle (Versagen gegenüber einem Idealbild von sich selbst) sind die Hauptthemen depressiv kranker Menschen.

„Ich sollte mich um meine Kinder kümmern, ich sollte doch in die Arbeit gehen, ich sollte doch …" oder „ich müsste doch …" sind häufige Selbstanforderungen und Selbstanklagen des Depressiven. Tellenbach (1961), der mit seinem Buch über die Melancholie berühmt wurde, hat einmal gesagt, depressiv kranke Menschen wollten immer, gleich unter welchen Bedingungen, und das ganze Leben lang und unabhängig davon, was geschehe, leisten. Sie seien eingeschlossen (von Tellenbach als Inkludenz bezeichnet) in einer engen und überhoch normorientierten Welt, in der 150 %iges Leisten schon fast zu wenig sei; und sie erlebten jegliches Zurückbleiben (Remanenz) hinter diesen Normen, gleich aus welchen Gründen (so z. B. in Folge einer körperlichen Erkrankung, einer Umorientierung im Betrieb) als persönliches, schuldbesetztes Versagen, das sie immer sich selbst und nie anderen oder einem System zuschreiben würden. Der Zeiger der Schuld zeige immer auf den Depressiven selbst, wurde dies von einem anderen Psychiater formuliert. Das tiefenpsychologisch sog. Überich mit seinen internalisierten Normen (Schuldgefühle) und das Ich-Ideal als Vorstellung, wie man gerne wäre bzw. gesehen werden möchte (Schamgefühle), spielt hier eine zentrale Rolle in der Selbstwahrnehmung Depressiver.

Jeder Mensch verfügt über eine Reihe von Mechanismen, sein *Selbstwertgefühl* bei den alltäglichen Fehlern und Versagenszuständen zu korrigieren, um sich das Gefühl zu erhalten, doch jemand zu sein, der leistungsfähig, liebenswert und geschätzt ist. Wenn ein depressiver Student bei einer Prüfung durchfällt, wird er dies nie dem Multiple-Choice-System oder der schlechten Lehrbefähigung des Dozenten oder der eigenen fehlenden Vorbereitung zuschreiben, sondern er wird es als Bestätigung einer Grundeinstellung zu sich selbst sehen, nämlich immer schon „nichts getaugt" zu haben, weniger leistungsfähig als andere gewesen zu sein, deswegen auch weniger wert zu sein, weniger wertgeschätzt zu werden. Und er wird auch der Ansicht sein, dass er zur Wiederholung der Prüfung gar nicht anzutreten brauche, weil sich das Ganze noch einmal bestätigen würde, dass er für diesen Beruf überhaupt nicht geeignet sei und auch keine Zukunft darin habe. Aaron Beck (1967) hatte dies als *kognitive Störung bei Depressiven* beschrieben und damit die Grundeinstellung vieler Depressiver, minderwertiger, leistungsunfähiger, weniger liebenswert und immer auch schuldiger zu sein als andere, charakterisiert (Wir dürfen diese Störung nicht mit hirnorganisch bedingten kognitiven Störungen verwechseln, A. Beck meint Denkstile und -einstellungen!). Nach Beck (1967) ist dies eine Denkweise (Attributionsstil), die depressiv kranke Menschen bereits vor ihrer Depression auszeichnet, wie auch Tellenbach mit seiner Beschreibung zur Depression neigender Menschen – perfektionistisch, überordentlich, leistungsangepasst, unrealistisch von sich fordernd – nicht nur den bereits depressiv erkrankten, sondern den depressiv strukturierten Menschen, der vermehrt zur Depression neigt, meinte. Seligman (1979), der sich als Psychologe ebenfalls intensiv mit dem depressiven Denken beschäftigt hat, verwies immer wieder auf die *Hilflosigkeitseinstellung* Depressiver, nämlich die Überzeugung, an der eigenen Lebenssituation, Zukunft, der eigenen Befindlichkeit nichts tun zu können, sondern sich selbst, anderen und dem Schicksal hilflos ausgeliefert zu sein. Er hat dies als „gelernte Hilflosigkeit" beschrieben und auf die Erfahrung im Leben Depressiver zurückgeführt, tun zu können, was man wolle, aber nie Erfolg zu haben. Dass große Firmen, Behörden, Großstädte, mächtige Konzerne u. Ä. häufig bei der einzelnen Person, die an diese Institution herantritt, Gefühle von Ohnmacht, Ausgeliefertsein und Hilflosigkeit auslösen, spielt u. a. eine Rolle in der Diskussion, ob depressive Störungen in unserem Jahrhundert zugenommen haben.

Das zentrale Thema depressiver Menschen ist immer wieder das *Nichtkönnen*. Die Kluft zwischen Sollen und Können, dieses „Schulden" kann sich dann von so genannten überwertigen Ideen, die das Denken beherrschen, jedoch noch Korrekturen zulassen, hin zur extremen Form des depressiv-melancholischen Wahns verdichten. Unter einem *Wahn* versteht man die absolute Überzeugtheit von einer unrichtigen Folgerung aus einer realen Situation, die durch Realitätsüberprüfung nicht korrigierbar und argumentativer Überzeugung unzugänglich ist. Dabei ist die Wahnsymptomatik beim depressiv Kranken nicht zu verwechseln mit Wahn und Halluzination schizophrener Patienten. Der Wahn depressiv kranker Menschen wird von ihnen selbst häufig als übersteigerte Angst („dass ich mich da so hineinsteigern konnte") betrachtet, als Ausdruck einer tiefen Lebens- und Todesangst, einer Gewissheit von übergroßer, nicht sühnbarer Schuld und elendiglichem Zugrundegehen. Der depressive Wahn umfasst, generalisiert oder auch als einzelne Idee, am häufigsten die Themen von Schuld und Versündigung, von Zurückbleiben hinter moralisch-ethischen Normen und Entwicklungsansprüchen, von Verarmung und Untergangsgewissheit durch selbstverschuldeten Verlust von Mitteln zum Leben, von körperlichem Zerfall und Schwinden, auch hier selbstverschuldet durch Vernachlässigung und Unterlassung. Dabei türmt sich die ständig anwachsende Schuld ins Unermessliche und geht oft im Sinne von Selbstbestrafung bzw. Befreiung der Welt von einem derart schuldigen Menschen mit ausgeprägter Suizidgefahr einher.

Viele Depressionskranke beschreiben quälende *Grübelzustände*, ein Kreisen der Gedanken, ein tretmühlenhaftes Verharren und Gefangensein in immer den gleichen Spuren, das dann besonders stark wird, wenn äußere Ablenkungs- und Entlastungsmöglichkeiten fehlen oder scheinbar nicht mehr zu erreichen sind. Daneben steht das Gefühl der „Leere" im Kopf, der Einfallslosigkeit, oftmals einhergehend mit Verlangsamung von Gedanken, die wie durch einen Nebel unscharf, zähflüssig, farblos bis ins Endlose einhergehen und eher an dumpfes Brüten denn an Denkvorgänge erinnern. Die Sprache ist monoton mit großen Pausen und langsamer Formulierung.

Dass in der tiefen Depression der *Wunsch nach Ruhe*, nach Pause, nach Unterbrechung eines gequälten Lebens nahe liegt, ist offensichtlich. Hierher gehört auch der Gedanke, eher tot sein zu wollen, als so weiter leben zu müssen, oder auch der bereits konkretere *Suizidgedanke*. Bei der Entwicklung von der Suizididee zur Suizidabsicht, also dem Gedanken oder der erklärten Absicht, sich das Leben nehmen zu wollen, spielen Hoffnungslosigkeit, manchmal eine Wahnsymptomatik eine Rolle, manchmal sogar die altruistische Vorstellung, ohne den depressiven Menschen gehe es anderen, z. B. der Familie, besser. Die meisten depressiv kranken Menschen leiden unter Todeswünschen und Suizidideen, sind aber der Vermittlung von Hoffnung und kompetenter Behandlung zugänglich. Trotzdem ist die Depression auch heute noch die tödlichste psychische Erkrankung, insbesondere was die schwer- und schwerstdepressiv Erkrankten anbelangt. Angehörige und Ärzte müssen hellhörig sein, Hinweise auch indirekter Art aufgreifen und vor allem immer offen, ernst nehmend, akzeptierend und direkt nach Suizidideen und -absichten fragen, um die Situation zu entlasten, zu klären und das weitere Vorgehen besprechen zu können.

Schlaf- und Appetitlosigkeit: Vegetative Symptome

Die vegetativen oder *psychosomatischen* Klagen depressiv Kranker umfassen unterschiedliche Beschwerden, die vom globalen Vitalitätsverlust mit rascher Erschöpfbarkeit, Ermüdbarkeit, Kraftlosigkeit bis zu konkreten organbezogenen Beschwerden wie z. B. Zyklusstörungen bei depressiven Frauen reichen.

Nahezu immer vorhanden sind *Schlafstörungen*, wobei neben den Einschlafstörungen vor allem bei schwerer depressiven Patienten auf den insgesamt verkürzten Schlaf mit nächtlichem Wachliegen und wiederholtem Aufwachen, frühem morgendlichem Erwachen, fehlendem Erholungsgefühl hinzuweisen ist. Als typisches Morgentief bezeichnet man das Erwachen zwischen 2 und 4 Uhr, wobei der Depressive sich dann sofort oder sehr rasch herabgestimmt, ängstlich-unruhig und in seinen depressiven Gedanken gequält erlebt. Kommt es dann im Laufe des Tages, meist im Laufe des Nachmittags zu einer deutlichen Besserung, spricht man von Tagesschwankungen und unterscheidet ein Morgentief von einer so genannten abendlichen Aufhellung. Morgendliches Früherwachen und *Tagesschwankungen* werden genauso wie das Auftreten von Depressionen zur Winterszeit (sog. saisonale Depressionen) als Hinweis auf eine chronobiologische Störung, auf eine biologische Seite der Depressivität verstanden.

Appetitstörungen, Appetitlosigkeit bis zu Ekelgefühlen gehören ebenso zur Depression wie auch die chronische *Obstipation*, das Darniederliegen der Funktionen im Bereich des Magen-Darm-Traktes. Letzteres ist nicht nur eine Nebenwirkung von bestimmten (vor allem älteren) Antidepressiva, sondern wurde auch schon vor der medikamentösen Behandlung beschrieben.

Libidostörungen gehören nahezu immer zur Depression, womit sexuelle Lustlosigkeit gemeint ist, beim Mann Orgasmusstörungen und Erektionsunfähigkeit, bei der Frau fehlende Anfeuchtung der Schleimhäute und ausbleibende sexuelle Erregung. Auch Zyklusstörungen wie Dysmenorrhoe bis zur Amenorrhoe können bei Frauen in der Depression auftreten. Die Klage darüber und die Sorge, das werde von Antidepressiva bewirkt, sind heute häufig und berechtigt. Antidepressiva können Libido- und sexuelle Störungen bewirken, die Depression kann das auch.

Viele Depressive klagen über Druck- und Spannungsgefühle. Diese *Leibgefühlsstörungen* sind Störungen des gesunden Körpergefühles ohne organischen Befund. Typisch sind hier das so genannte Helmgefühl über dem Kopf mit Druck auf den Schläfen, Druckgefühle hinter den Augen, aber auch Schweregefühle im Brustkorb oder in der Magengegend, überhaupt Schwere-, Spannungs- und Druckgefühle.

Dass Depressive überhaupt eine eher gebeugte Haltung aufweisen, bei Verlangsamung der Psychomotorik einen schlurfenden Gang mit eingeschränkten Mitbewegungen, fast an Parkinson-Patienten erinnernd, ist bekannt. Wegen der erhöhten Muskelspannung im Bereich des Gesichtes und der Schultern sind Massagen, Wärmeanwendungen und Krankengymnastik bei depressiven Menschen nützlich.

„Kein Schwung mehr": Antrieb und Psychomotorik

Die *globale Antriebslosigkeit*, die Lustlosigkeit wird vom Patienten als „es kostet mich soviel Kraft" oder „es ist, als würde mich etwas zurückhalten" beschrieben. Sie kann auch umschlagen in eine hektische, fast umtriebige Überaktivität, aus der heraus viele Dinge angefangen, keines vollendet wird. Äußerlich kann sich das als Getriebenheit bis zum sinnlosen Auf- und Ablaufen, ohne Ruhe zu finden, ausdrücken. Die *psychomotorische Agitiertheit* geht häufig mit Angst einher. Auf der anderen Seite steht die *psychomotorische Hemmung*, das klassische Bild der Melancholie mit eingefrorener Mimik und Gestik, fehlender Mitbewegung der Arme, gebeugter Haltung, Verlangsamung in Sprache und Denken, Monotonie in der Sprache, fehlender Schwingungsfähigkeit usw. Die Extremform ist der depressive Stupor, bei dem der Depressive sozusagen in wahnhafter Todesangst erstarrt ist. Depressives Nichtkönnen darf nicht – das wäre ein Kardinalfehler – mit Nichtwollen, Faulheit oder neurotischem Verhalten verwechselt werden – was leider häufig geschieht, gerne auch von therapeutischer Seite als Abwehr, als Vermeidungsstrategie, als Widerstand, als Faulheit, als Agieren „fehl"-interpretiert wird und so am Erleben depressiv Kranker völlig vorbeigeht.

Wann muss man an eine Depression denken?

Im folgenden sind diejenigen Symptome (und Verhaltensweisen) aufgelistet, bei denen der Hausarzt und Angehörige an die Möglichkeit einer Depression bzw. an das erneute Auftreten einer Depression denken müssen.

Grundsätzlich muss einem natürlich erst einmal einfallen, dass auch eine depressive Erkrankung möglich ist. Dies gilt z. B. bei alten Menschen, bei denen Depressivität oft sozusagen als Normalzustand betrachtet wird. Jedoch ist auch im höheren Lebensalter eine Depression keine zwangsläufige Folge des Alterungsprozesses, sondern ein behandlungsbedürftiger Zustand. Die Angaben zur Häufigkeit von Depressionen bei älteren Menschen jenseits des 60. oder 65. Lebensjahres schwanken zwischen 15 und 40 %, das heißt, dass die Depression eine wesentliche, wenn nicht gar die häufigste psychische Störung im Alter ist (Wolfersdorf & Schüler 2005). Auch bei allen Erschöpfungszuständen, so genannten Burn-out-Syndromen, ist an eine Depression zu denken; Burn-out-Syndrome sind meist ein letzter Vorläufer vor einer vollständigen Depression.

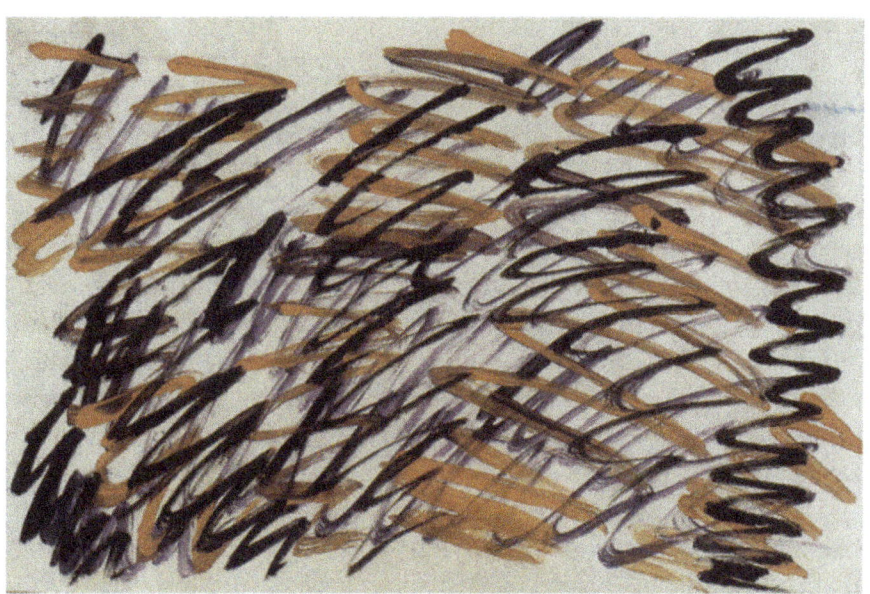

Helle und dunkle Farbe zeigt den Kampf zwischen positiver und negativer Weltsicht.

Tabelle 2. Beschwerden, die auf eine Depression hinweisen

- Klagen über Veränderungen der Stimmung, Abnahme von Interesse, Antriebslosigkeit und Wertlosigkeitsgefühle, Schlafstörungen (Klagen des Patienten bzw. seiner Angehörigen über ihn)
- Klagen über rasche körperliche Erschöpfbarkeit, fehlende Belastbarkeit
- Gedanken an Selbsttötung, Todes- oder Ruhewünsche, lieber tot sein wollen, Hoffnungslosigkeit
- Zunehmende Selbstvorwürfe, -anklagen, unangebrachte Schuldgefühle, überstarke Sorge um Angehörige, Lebenssituation, Welt
- Überstarke Äußerungen von Resignation, Perspektivlosigkeit, Hoffnungslosigkeit
- Längerdauernde Appetitlosigkeit mit deutlichem unerwünschten Gewichtsverlust
- Gefühle von Trauer, Freudlosigkeit, Gefühllosigkeit, Nichtempfindenkönnen, die länger als zwei Wochen nicht aufhellbar sind
- Chronische Schmerzen ohne ausreichende körperliche Ursache
- Merk- und Konzentrationsstörungen ohne Hinweis auf einen hirnorganischen Prozess
- Offensichtliche depressive Herabgestimmtheit oder Verstimmung, auch mit Gereiztheit
- Chronische Schlafstörungen, vor allem mit Früherwachen und morgendlicher Herabgestimmtheit und Antriebsstörung

Epidemiologische Untersuchungen (z. B. Angst 1993) zeigen, dass nur 40–50 % der unter depressiven Symptomen leidenden Menschen eine medizinisch-psychiatrische oder psychologische Behandlung aufsuchen. Dies kann an den Patienten selbst, aber auch an ihrem Arzt liegen, der die Depression nicht erkennt oder die Symptome anderen Krankheiten zuschreibt. Neuerdings werden das fehlende Erkennen und die Falsch- und Unterbehandlung depressiver Störungen beim Hausarzt beklagt. Die Verbesserung von Weiter- und Fortbildung hinsichtlich moderner Psychopharmako- und Psychotherapie sowie eine bessere Verzahnung von allgemeinmedizinischer und psychiatrisch-psychotherapeutischer Fachkompetenz wird hier von vielen Seiten gefordert (z. B. Kompetenznetzwerk Depression).

Die meisten depressiven Erkrankungen beginnen nicht über Nacht (Ausnahme: akute suizidale Krisen als depressive Reaktionen bei traumatischen Ereignissen), sondern sie entwickeln sich über Wochen und Monate hinweg, meist mit einem so genannten *vegetativen Auftakt*. Häufig ist als erstes der Schlaf gestört, entweder als ungewohnte Einschlafstörung oder als dauerndes nächtliches Erwachen, oft auch als vorzeitiges Erwachen mit Unruhe, zunehmender Grübelneigung, fehlender Erholung. Libidostörungen stellen sich rasch ein, Appetitstörungen führen zu diskreten Gewichtsverlusten, die nicht auffallen, weil man aus Gewohnheit oder mit der Familie isst. Zunehmende Lustlosigkeit und ein Gefühl von Müdigkeit führen zur Verminderung von Aktivitäten und Hobbys; die Kontakte nehmen ab, man fühlt sich häufig abgeschlagen und rasch ermüdet, das Bedürfnis nach Erholung wächst. Sucht man jetzt einen Arzt auf, so wird häufig von vegetativer Dystonie, von allgemeinen psychosomatischen Syndromen, von vegetativem Psychosyndrom, und Ähnlichem gesprochen. Die Bezeichnung „Erschöpfungszustand" vom „Burn-out-Syndrom" kommt der depressiven Symptomatik, die hier noch überwiegend im körperlichen Bereich angesiedelt ist, am nächsten; in der Literatur wurde auch von der so genannten Erschöpfungsdepression (Kielholz u. Hole 1986) gesprochen.

Dominieren dann weiterhin körperliche Symptome wie Kopfdruck, Schweregefühl im Brustkorb, allgemeine Energie- und Kraftlosigkeit, Genussunfähigkeit, Schlaf- und Appetitstörungen, so spricht man von einer so genannten *larvierten Depression*, bei der die depressive Verstimmung (Symptome im Bereich von Stimmung und Gefühlen sowie Denken) hinter einer vegetativ-somatischen Symptomatik versteckt bzw. durch diese maskiert ist. Oft entwickelt sich dann auf der Basis dieser körperlichen Symptomatik und der daraufhin sich einstellenden Leistungsunfähigkeit ein Gefühl von Versagen und Schuld, letztlich also eine negative Bewertung der eigenen Person, und mit dieser so genannten kognitiven Symptomatik das Vollbild der Depression.

> In der Phase des vegetativen Auftaktes, der Entwicklung in eine Depression hinein, kommt es häufig zu Fehldiagnosen, sodass keine adäquate Behandlung erfolgt. Wenn ein sich erschöpft und rasch ermüdet fühlender Mensch anfängt, sich dafür zu verurteilen und negativ zu bewerten, sollten Angehörige und Arzt aufmerken: Die „verschleppte Grippe" wird dann zur Depression, wenn depressives Denken hinzukommt.

Das gilt auch für Depressionen im Rahmen anderer körperlicher Erkrankungen. Dass traurige Gedanken und Zeiten von Hoffnungslosigkeit bei schweren körperlichen Erkrankungen nicht selten sind, ist einsichtig. Ein derartiger Prozess der Auseinandersetzung mit der Erkrankung und deren Folgen wird zur behandlungsbedürftigen Depression, wenn der Betroffene sich dadurch gelähmt fühlt und beginnt, sich selbst die Schuld zu geben, sein bisheriges Leben wie auch seine mögliche, wenngleich eingeschränkte Zukunft nur mehr negativ und hoffnungslos zu sehen.

Auch wenn die depressive Störung einfühlbar und aus der gegebenen Lebenssituation oder eingetretenen Ereignissen rational verständlich ist, kann der betroffene Mensch hilfs- und behandlungsbedürftig sein.

Bei *alten Menschen* wird häufig Depressivität als *beginnender dementieller Prozess* verkannt, wofür der unglückliche Begriff der Pseudodemenz verwendet wird. Gemeint ist damit, dass die depressive Symptomatik, wie Merk- und Konzentrationsstörungen, Leistungsunfähigkeit, Schlafstörungen, eher dem Alter und einem so genannten hirnorganischen Psychosyndrom zugeschrieben wird als einer Depression. Ein wichtiges Unterscheidungskriterium ist, dass der alte depressive Mensch über seine Merk- und Konzentrationsstörungen klagt, gleichzeitig aber altersentsprechend leistungs-, merk- und erinnerungsfähig ist, während der an einer Demenz leidende Mensch, sobald er seine Störungen bemerkt, eher versucht, diese zu vertuschen und zu kompensieren, um sie so lange wie möglich geheim zu halten. Kurz gesagt, der depressiv Kranke klagt, der Demenzkranke versucht zu verheimlichen. Dass es hier einen breiten Überschneidungsbereich gibt, soll nur angemerkt werden.

Bei Männern wird eine Depression dann verkannt, wenn die depressive Herabgestimmtheit hinter Gereiztheit, Suchtmittelmißbrauch und Rückzug versteckt ist.

Neben dem Nichterkennen oder der Fehldiagnostik auf ärztlicher Seite gibt es natürlich auch eine „Freundlichkeitsdiagnostik", womit die Diagnose einer depressiven Erkrankung gemeint ist, obwohl eigentlich eine andere Grundkrankheit vorliegt. Von allen psychischen Erkrankungen ist die Depression in der Gesellschaft am weitesten akzeptiert und wirkt am wenigsten stigmatisierend; schließlich ist die Depression ja eine Gemütserkrankung und keine Geisteskrankheit. Die Freundlichkeitsdiagnose „Depression" kann, wenn eigentlich eine schizophrene Erkrankung, eine neurotische Störung oder eine Suchterkrankung besteht, leider zu jahrelanger Fehlbehandlung führen.

Auch aufseiten der Betroffenen gibt es Hemmungen, sich in medizinisch-psychologische Behandlung zu begeben. Zum einen ist das *Problem der Stigmatisierung* in unserer Gesellschaft bei psychischen Störungen immer noch nicht gelöst; wer psychisch krank ist, wird weniger ernst genommen, hat Nachteile bei der Arbeit, beim Fortkommen, besonders in wirtschaftlich schwierigen Zeiten.

Neben diesen aus der Gesellschaft einwirkenden Gründen gibt es gerade bei depressiv kranken Menschen die Neigung, den eigenen Zustand und die eigene Leistungsunfähigkeit als eigenen Fehler zu betrachten und damit, trotz der körperlichen Symptomatik, der Schlafstörung, Grübelneigung, Leistungsunfähigkeit, die „Schuld" bei sich selbst zu suchen. Die depressiv Kranken sind nicht in der Lage, ihre Situation als Krankheit zu sehen, es fehlt ihnen an der Krankheitseinsicht und damit auch an der Einsicht in ihre Hilfs- und Behandlungsbedürftigkeit. Auch mehrfach erkrankte Depressive erleben sich häufig wieder als Versager, wenn sie erneut depressiv werden.

Einige Fragen zur Selbsteinschätzung

Die nachfolgend zusammengestellten Fragen können sowohl für die „Selbstdiagnose" als auch für das Gespräch von Angehörigen mit einem betroffenen Familienmitglied verwendet werden. Sie werden so oder so ähnlich auch vom Arzt oder Psychologen im Diagnosegespräch gestellt. Die Formulierungen sind keinem Erhebungs- oder Fragebogen entnommen, sondern haben sich in zahlreichen Gesprächen mit depressiv kranken Menschen entwickelt (s. auch Faust et al. 1989, Faust 1992, Wolfersdorf 1992 a, b, 2001). Sie sind als Fragen an einen Betroffenen formuliert, können aber auch als Fragen an die eigene Person gerichtet werden. Dabei werden Krankheitszeichen, Symptome, depressive Erlebens- und Verhaltensweisen angesprochen, deren Vorhandensein auf eine Depression hinweist. Bei einem solchen Verdacht sollte man sich unbedingt an eine Vertrauensperson sowie an den Hausarzt oder einen Psychiater bzw. ärztlichen oder psychologischen Psychotherapeuten wenden.

Viele depressiv kranke Menschen sind zu Beginn ihrer Erkrankung noch in der Lage, ihr Schwächegefühl, die Rückzugstendenzen, ihre Unlust und die Schlafstörungen als pathologisch zu erkennen; sie merken, wie sich ihr Denken zunehmend auf negative, trübe, dunkle oder schlechte Gedanken einengt, und sie sind noch in der Lage, sich selbst an ihren Hausarzt zu wenden. Warten sie noch etwas länger ab, nimmt das Gefühl der Hilflosigkeit überhand und Hoffnungslosigkeit, Selbstvorwürfe und Schuldgefühle verhindern die eigene Hilfesuche. Hier sind dann Umfeld, Partner, Familie gefordert, die nötigen Schritte einzuleiten, unter Umständen auch nachdrücklich (wobei Depressive für Hilfe meist sehr dankbar sind – auch wenn sie kaum daran glauben können).

Fragen zur Selbstbeurteilung
- Gibt es etwas, worüber Sie sich noch freuen können? Wie ist es mit Ihrer Stimmung, dem Humor in den letzten Tagen und Wochen gewesen? Gibt es noch etwas, was Sie anspricht, Ihr Gemüt bewegt, was Sie ablenkt?
- Gibt es Dinge, die Ihnen früher Spaß gemacht haben, Ihnen jetzt aber zu viel geworden sind, z. B. mit den Enkelkindern zu spielen, den Garten zu versorgen?
- Gab es in den letzten Wochen und Monaten noch Zeiten, in denen es Ihnen besser ging, wo Sie sich aufgehellter, wo Sie sich freier gefühlt haben?
- Wie geht es Ihnen an einem schönen, sonnigen Tag? Spricht Sie das an, erleichtert Sie das, freut Sie das, oder kommt Ihnen die eigene Bedrücktheit und Schwere noch deutlicher zu Bewusstsein? Belastet Sie das schöne Wetter? Tut es Ihnen gut, oder bemerken Sie dann verstärkt, dass es Dinge gibt, die Sie tun möchten, tun konnten, nun aber nicht mehr können?
- Ist ein Gespräch, ist ein Austausch mit dem Partner, mit Ihren Kindern, mit der Familie, mit Freunden noch möglich? Oder ist Ihnen das alles zu viel?
- Neigen Sie in der letzten Zeit dazu, sich zurückzuziehen, vielleicht weil Sie sich kraftlos fühlen, weil Sie sich lustlos fühlen, den Gedanken haben, für andere eine Belastung zu sein, am Spaß der anderen nicht teilhaben zu können, eher noch zu stören?
- Was belastet Sie jetzt? Gibt es Dinge, Ereignisse, mit denen Sie sich ganz besonders beschäftigen, die Ihnen nicht mehr aus dem Kopf gehen, über die Sie nachts, wenn Sie nicht schlafen können, nachgrübeln? Sind das Gedanken, die Sie die ganze Zeit über belasten, oder können Sie diese Gedanken auch einmal beiseite schieben?
- Haben Sie schon einmal daran gedacht, lieber nicht mehr leben zu wollen, als so weiter zu leben und zu leiden?
- Haben Sie darüber nachgedacht, sich das Leben zu nehmen? War das nur so ein Gedanke, eine Phantasie, die man gleich wieder beiseite stellt, über die man vielleicht erschrickt, oder haben Sie den Gedanken weiter verfolgt, weiter ausgesponnen, konkreter werden lassen? Haben Sie auch darüber nachgedacht, wie Sie sich das Leben nehmen könnten?

- Oder denken Sie dann daran, was Sie am Leben hält, was Sie bindet: Ist es die Familie, ist es die Partnerschaft, sind es die Kinder, oder ist es vielleicht auch die Befürchtung von Schande? Oder halten Sie persönliche Glaubensüberzeugungen, vielleicht sogar die Hoffnung, dass es wieder besser werden könnte?
  Wie ist es jetzt mit Ihrer Hoffnung, sind Sie froh, noch zu leben? Schwanken Sie innerlich zwischen dem Gedanken, lieber tot sein zu wollen, weil es so nicht mehr auszuhalten ist, und dem Wunsch, Hilfe zu suchen? Haben Sie Hoffnung, dass es besser werden kann, dass man Ihnen helfen kann? Gibt es etwas, was Sie noch erleben möchten, was Sie nächste Woche, nächsten Monat, nächstes Jahr sich wünschen, wenn alles vorbei ist?
  (Dass es die Möglichkeit gibt, Ihnen zu helfen, dass Sie mit Recht hoffen dürfen, dass es Ihnen wieder besser gehen kann, möchte ich unterstreichen.)
- Fühlen Sie sich schwunglos, kraftlos, abgeschlagen, auch bei leichteren Belastungen? Haben Sie das Gefühl, es geht nicht mehr, ich komme nicht mehr in die Gänge? Müssen Sie sich nach der kleinsten Anstrengung hinlegen, weil Sie völlig erschöpft sind, weil es Sie zu viel Kraft kostet?
- Wie ist Ihr Appetit? Schmeckt Ihnen das Essen noch, oder essen Sie, weil man in der Familie isst, weil es auf dem Tisch steht? Haben Sie an Gewicht verloren, ohne es zu wollen?
  Wenn Sie kochen, wie ist es dann mit dem Schmecken, mit dem Riechen, ist alles fader? Können Sie noch richtig würzen? Schmeckt Ihrer Familie noch, was Sie kochen?
- Merken Sie auch, dass Ihr sexuelles Interesse nachgelassen hat? Dass Sie lustlos geworden sind, dass Sie sexuell nicht mehr harmonieren mit Ihrem Partner, dass es vielleicht sogar kein Thema mehr ist in letzter Zeit? Leiden Sie darunter, oder leidet Ihr Partner darunter?
- Wie ist es mit dem Schlafen, vor allem mit dem Gefühl, erholt zu sein? Wachen Sie frühmorgens auf, früher als es sonst bei Ihnen üblich ist? Können Sie, wenn Sie nachts wach liegen, ruhig im Bett liegen, oder wälzen Sie sich von einer zur anderen Seite? Quälen Sie sich dann grüblerisch und werden immer wacher, müssen vielleicht sogar aufstehen? Wachen Sie nachts sogar immer wieder auf, sodass Sie das Gefühl haben, überhaupt nicht mehr zu schlafen?
  Fühlen Sie sich dann am Morgen noch erholt, oder kommt sofort nach dem Aufwachen das Bedrücktsein und die Antriebslosigkeit? Der Wunsch, die Bettdecke über sich zu ziehen und nichts von der Welt sehen zu wollen, ohne sich aber im Bett besser zu fühlen?

- Gibt es Zeiten am Tag, an denen es Ihnen besser geht, wo Sie sich etwas freier fühlen, wo die Bedrücktheit abnimmt und auch die Kommunikation, das Reden, das Tun besser werden?
Wann sind die schlimmsten Zeiten am Tag für Sie? Ist das eher der Morgen, oder ist es eher der Abend? Leiden Sie unter dem so genannten Morgentief, und wird es abends besser, wenn der Tag sozusagen überstanden ist?
- Fühlt sich Ihr Kopf an, als wäre er an den Schläfen mit einer Zwinge zusammengepresst? Oder als hätten Sie einen Helm über dem Kopf, der das Denken benebelt, die Gedanken unfrei und gehemmt werden lässt, der einen dauernden Druck, aber anders als bei der Migräne, bewirkt? Oder sitzt die Depression im Brustkorb als schwerer Stein, als Druck, als Enge wie ein Reifen um den Brustkorb oder im Bauch als Schweregefühl?
Sind Ihnen manchmal die Beine so schwer, dass Sie das Gefühl haben, sich kaum mehr vorwärts schleppen zu können? Oder haben Sie das Gefühl, die ganze Welt lastet auf Ihnen, auf Ihren Schultern?
- Wenn Sie sich Ihr Leben rückblickend anschauen, oder das, was jetzt aktuell geschehen ist, sehen Sie dann die Schuld nur bei sich? Können Sie das, was Sie in Ihrem Leben gemacht haben, nur noch negativ sehen? Ist das alles für Sie zu wenig und nur noch schlecht? Verurteilen Sie sich selber? Ist der Gedanke, an vielen Dingen schuld zu sein, vieles falsch gemacht zu haben, so beherrschend, dass Sie gar nichts anderes mehr denken können?
- Haben Sie Befürchtungen für die nächste Zukunft, z. B. in finanzieller Hinsicht nicht mehr zurecht zu kommen? Teilen andere diese Befürchtungen ebenfalls, oder haben Sie den Eindruck, dass nur Sie Bescheid wissen, dass Sie von diesen Gedanken völlig überflutet und beherrscht sind?
- Was ist an Ihrem Zustand am schlimmsten für Sie? Unter was leiden Sie am meisten? Ist es das Bedrücktsein, das Traurigsein, das Keine-Gefühle-mehr-haben-Können, Sich-nicht-freuen-Können? Oder ist es die Antriebslosigkeit, dass Sie keine Lust haben, das Gefühl haben, wie angebunden zu sein und nicht vorwärts zu kommen, oder ist es das Hin-und-her-getrieben-Sein, dass Sie nichts Vernünftiges mehr machen können vor innerer Unruhe?
- Seit wann fühlen Sie sich nicht mehr in Ordnung? Wie hat das alles angefangen? Waren es zuerst die Gefühle von Mattigkeit, Antriebslosigkeit, Erschöpftheit mit Schlafstörungen und Appetitstörungen? Oder kam alles fast über Nacht, ohne dass Sie es sich erklären können?
- Gibt es etwas, was Sie ganz besonders quält, womit Sie sich besonders beschäftigen, einen Gedanken, den Sie nicht mehr aus dem Kopf bekommen?

- Haben Sie das Gefühl, Ihre Depression hängt mit Ereignissen am Arbeitsplatz, in Ihrer Familie oder Partnerschaft zusammen? Gibt es etwas, was Sie überfordert hat, was zum Problem wurde, was Sie verletzt hat, bedrückt hat, gekränkt hat, womit Sie nicht mehr fertig geworden sind, wovon Sie sich bedroht gefühlt haben?
- Haben Sie das Gefühl, von Ihrer Umgebung noch verstanden zu werden, von Ihrem Partner, Ihrer Familie, Ihrem Freundeskreis gemocht zu werden, geschätzt zu werden? Oder haben Sie eher das Gefühl, dass die Menschen sich von Ihnen zurückziehen, unfreundlich zu Ihnen sind, dass Sie vereinsamen?
- Haben Sie Angst vor dem Tag, vor dem, was auf Sie zukommt, Angst hinauszugehen, unter Menschen zu gehen? Glauben Sie, man sieht es Ihnen an, dass es Ihnen schlecht geht, dass Sie leistungsunfähig sind?
- Halten Sie sich für einen Versager, für einen schlechten Menschen, für jemand, der es nicht verdient, dass man sich ihm zuwendet?
- Haben Sie körperliche Beschwerden? Fürchten Sie, dass in Ihrem Körper etwas nicht in Ordnung ist, dass Sie schwer krank sind, dass Sie vielleicht auch selber schuld daran sind, weil Sie nicht richtig für Ihre Gesundheit gesorgt haben? Obwohl Ihr Hausarzt „nichts" findet und Sie für körperlich gesund erklärt.
- Was wäre jetzt das Wichtigste für Sie? Dass Sie wieder schlafen können? Dass die Stimmung besser wird? Dass Ihre Familie Sie versteht, dass Sie wieder arbeitsfähig werden? Dass die Verzweiflung weg geht und die Hoffnungslosigkeit? Dass Sie wieder einen Sinn im Leben sehen? Gibt es etwas, was Ihnen ganz besonders wichtig ist?
- Gibt es etwas, was passieren soll, was Sie sich wünschen, damit es Ihnen wieder besser geht?
- Gab es früher schon einmal ähnliche Zeiten von Kraftlosigkeit, Erschöpfung, Deprimiertheit, Schlafstörungen usw.? Was hat Ihnen damals geholfen, darüber hinweg zu kommen? Haben Sie damals Hilfe in Anspruch genommen?

Es gibt noch viele weitere Fragen, die helfen können, die verschiedenen Zeichen der Depression zu erkennen. Es kann wichtig sein, sich solche Fragen zu stellen, noch wichtiger aber wird es dann, die Konsequenzen zu ziehen und sich an seinen jeweiligen Arzt, Psychiater oder Psychotherapeuten zu wenden.

Fünf *Leitfragen* seien deshalb nochmals herausgestellt:

- Kann ich mich überhaupt noch über etwas freuen? Kann ich noch weinen oder andere Gefühle empfinden?
- Kann ich noch schlafen, wache ich erholt auf, oder ist mein Schlafrhythmus gestört, möchte ich mich am liebsten den ganzen Tag ins Bett zurückziehen?
- Quäle ich mich mit Suizidgedanken, mit dem Wunsch, lieber tot zu sein?
- Haben mein Appetit, mein Gewicht, meine sexuelle Lust, überhaupt die Lust auf irgendetwas abgenommen?
- Grüble ich nur noch und bin sonst zu nichts mehr fähig?

Ursachen und Auslöser einer Depression

Wenden wir uns nun der Frage nach den Ursachen einer depressiven Erkrankung zu. Was kennzeichnet später depressiv kranke Menschen in ihren körperlichen und seelischen Anlagen und Entwicklungen – in ihrer Persönlichkeit – im Vergleich zu so genannten gesunden Normalpersonen?

Ursachen

Die Depression ist ein *multifaktorielles Geschehen*, womit gemeint ist, dass viele Bedingungen an der Entstehung und der Auslösung sowie Aufrechterhaltung einer depressiven Erkrankung beteiligt sind. Spricht man von „Ursachen", der Ätiologie einer Erkrankung, meint man diejenigen Faktoren bei einem Menschen, die Grundvoraussetzung für die Entstehung der Erkrankung sind. In der Infektionslehre wäre dies z.B. bei der echten Virusgrippe das Vorhandensein von Grippeviren, bei der Tuberkulose von entsprechenden Bakterien. Das Vorliegen von Ursachen bedeutet jedoch nicht, dass der Betroffene krank werden muss; er hat jedoch eine erhöhte Disposition (d.h. psychosomatische Bereitschaft), beim Vorhandensein zusätzlicher auslösender Faktoren zu erkranken (Abb. 2).

Auch für die Depression gibt es körperliche, seelische und/oder soziale Bedingungen, die bei einem Menschen zu einer so genannten „psychobiologischen Disposition" (Ehlhard 1981) führen, auf deren Grundlage sich beim Auftreten bestimmter („auslösender") Ereignisse die Erkrankung entwickelt. Dies geschieht insbesondere dann, wenn weitere und zusätzlich belastende Faktoren hinzukommen.

Die amerikanischen Autoren Akiskal und McKinney (1975) hatten die Depression als eine „gemeinsame psychobiologische Endstrecke" („psychobiological final common pathway") verschiedener Faktoren und deren Interaktion beschrieben. Hier gilt die depressive Erkrankung als das Ergebnis des Zusammentreffens verschiedener Prozesse und Faktoren sowohl auf biologisch-physiologischer Ebene (Vererbung, physiologische Belastungen, depressionsauslösende Medikamente) als auch auf lebensge-

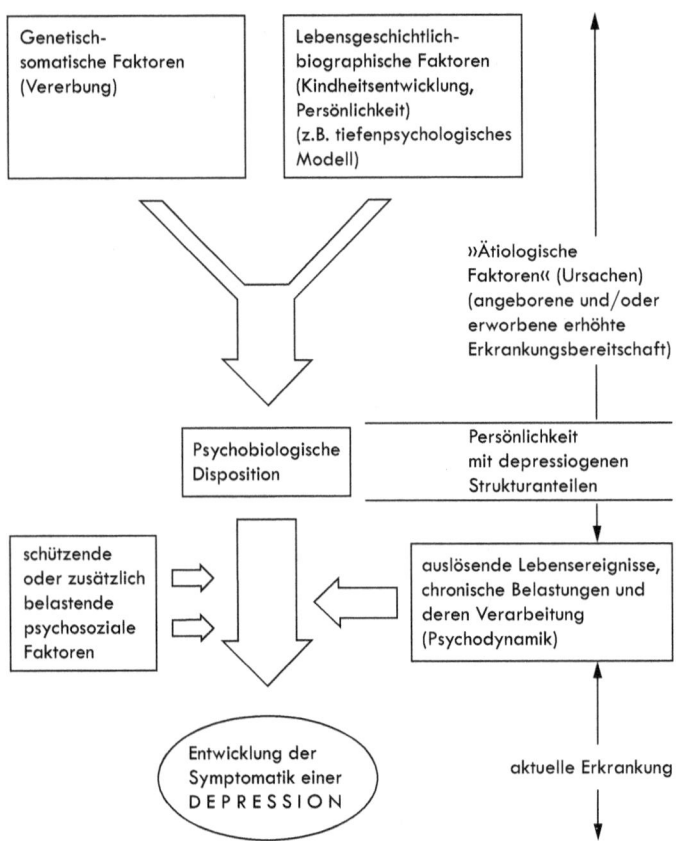

Abb. 2. Psychobiologisches Modell der Depressionsentstehung.

schichtlich-biographischer und aktuell psychosozialer Ebene (Entwicklung von frühen Beziehungen, Gestaltung im Erwachsenenalter, psychosoziale Belastungsfaktoren, bestimmte Persönlichkeitscharakteristika, die eher zur depressiven Verarbeitung von Belastung neigen lassen).

Genetische Faktoren

Zur Bedeutung genetischer Faktoren (Vererbung) lässt sich global festhalten, dass „kein Mensch als weißes Blatt auf die Welt kommt", sondern dass die Eltern körperliche und vielleicht auch psychische Charakteristika an ihre Kinder weitergeben. Die Ergebnisse der Vererbungsforschung in Bezug auf die Depression sind dabei für den Laien verwirrend und aufgrund der in den letzten 15 Jahren entwickelten neuen diagnostischen Klassifikationssysteme unübersichtlich. Zerbin-Rüdin hat 1987 in ihrer Übersicht zur Genetik bei affektiven Störungen eine höhere familiäre Belastung bei Patienten mit manisch-depressiven Erkrankungen gefunden. Die Risikoziffern für Verwandte ersten Grades erreichen nach einer Literaturübersicht der Autorin für die Geschwister von nur depressiv (unipolar) erkrankten Patienten 13–31 %, für die Geschwister von manisch-depressiv erkrankten sind es 13–53 %. Bei den Zwillingsbefunden beträgt die durchschnittliche Konkordanzrate affektiv erkrankter Zwillingspaare für eineiige Zwillinge wohl 70 %, für zweieiige rund 19 %. Bei depressiv oder manisch-depressiv erkrankten Patienten, die in Adoptionsfamilien aufwuchsen, fand sich bei den leiblichen Eltern ein meist doppelt so hoher Anteil an depressiven und manisch-depressiven Erkrankungen wie bei den Adoptiveltern.

> Bei der Entstehung einer „psychobiologischen Disposition" zur Depression spielen neben genetisch-somatischen Faktoren vor allem lebensgeschichtlich-biographische Bedingungen eine Rolle.

Zu letzteren werden Kindheitsentwicklung, insbesondere die in der frühen Kindheit (Battegay 1987), Persönlichkeitscharakteristika, die Art, mit Belastungen umzugehen, erworbene Einstellungen von Hilflosigkeit, Hoffnungslosigkeit, negativer Selbstbewertung (Beck 1967, Seligman 1975, Will et al. 1998, Hoffmann et al. 2000) gezählt.

Psychologische Faktoren

Das tiefenpsychologische Modell für die Entstehung einer Disposition zur Depression ist in Abb. 3 dargestellt (Wolfersdorf 1992a,b, 1995, 2001). Eine wichtige Rolle spielen dabei frühkindliche Erfahrungen, vor allem in der Beziehung zur Mutter bzw. frühen Bezugsperson.

Frühkindliche Mangelerfahrung entsteht z. B. durch schwere Versagensoder auch massive Verwöhnungserlebnisse, welche zur Hemmung der Entwicklung und zur Infantilisierung führen können, durch einen inkonsistenten Wechsel von Verwöhnung und Versagung, eine unzureichende

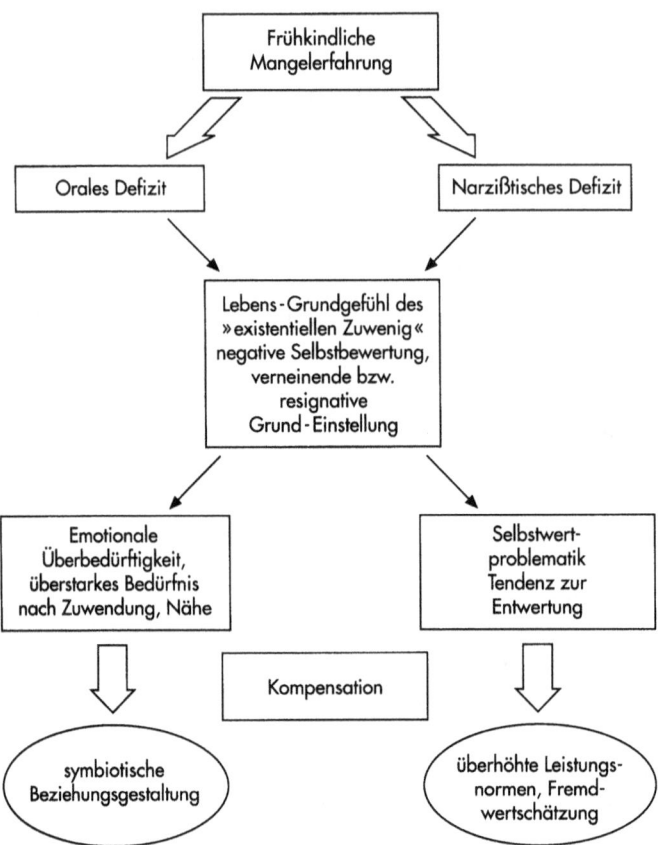

Abb. 3. Tiefenpsychologisches Modell der Entstehung einer Disposition zur Depression.

emotionale Förderung und Anerkennung in der Interaktion Bezugsperson (Mutter)-Kind usw. Die Grunderfahrung ist dann: „Um mich kümmert sich niemand, also bin ich niemandem etwas wert, also bin ich nichts ... und es fällt gar nicht auf, wenn es mich nicht mehr gibt." Es entsteht also ein Gefühl des „existentiellen Zuwenig", ein Gefühl von Nicht-geliebt-, Nicht-versorgt-Werden, Nicht-gemocht-, Nicht-anerkannt-, Nicht-wertgeschätzt-Werden. Dies ist die Grundlage des bei vielen im späteren Leben depressiv erkrankten Menschen deutlichen Selbstwertproblems, des Gefühles von Minderwertigkeit, der negativen Einstellung zu sich selbst, einer insgesamt verneinenden bis entwertenden und resignativen Grundeinstellung zur eigenen Person, Leistungsfähigkeit und Wertigkeit, zur Welt insgesamt. Da kann eine ausgeprägte emotionale Überbedürftigkeit bestehen, die sich in einem überstarken und für die Umwelt häufig schwer erfüllbaren Bedürfnis nach Zuwendung, Anerkennung und Nähe ausdrückt.

> **Beispiel**
>
> **Herr K.**
> Der 29-jährige Herr K. formulierte es so: „Meine eigene Energie ist in den Keller gesackt. Das ist furchtbar, vor allem in der totalen Isolation. Wenn ich nicht arbeite, dann bin ich total vereinsamt. Ich brauche die Menschen wie das tägliche Brot, das ist seelisches Futter für mich ... Ich weiß viel über mich und meine Probleme ... Ich brauche die Zuwendung, den Kontakt mit den Menschen. Wenn ich keine Arbeit mehr habe, dann halte ich es nicht mehr aus, dann bin ich am Verhungern. Ich müsste sterben, ich müsste Selbstmord machen, auch wenn ich mir eigentlich nichts hätte antun wollen."
>
> Der Patient hatte in einer etwas entfernter liegenden Stadt eine Arbeitsstelle erhalten und war erstmals von zu Hause ausgezogen, nachdem er bis dahin in einer sehr engen überfürsorglichen Mutter-Sohn-Beziehung („Hotel Mama", wie er es selbst bezeichnete) gelebt hatte. Für die Mutter war er als einziger Sohn in seiner etwas weltfremden Versponnenheit das Wichtigste. An seiner Arbeitsstelle als Verkäufer waren jedoch seine Tagträume (sein Selbstbild war das eines „gestörten Professors") nicht erwünscht, und es kam zu einer für ihn sehr kränkenden Auseinandersetzung mit dem Chef, der ihm die Kündigung nahe legte.

> **Beispiel**
>
> **Herr L.**
> Der 52-jährige Straßenbau-Ingenieur kam das dritte Mal zur stationären Aufnahme, nachdem sein gemeinsames Unternehmen mit einem Kollegen wegen zunehmender depressiver Leistungsunfähigkeit gescheitert war. Der Patient klagte über Kraftlosigkeit, gleichzeitig betonte er stets, nicht versagen zu dürfen, doch etwas leisten zu müssen. Er wies Schlaf-, Appetit- und Libidostörungen auf, war antriebslos, gefühllos und bis zur Schwingungslosigkeit depressiv herabgestimmt. Dies war die dritte depressive Episode, zu einer ersten war es 7 Jahre vorher nach Kündigung des Arbeitsverhältnisses bei einer Stadtbehörde aus ähnlichen Gründen gekommen.
>
> Neben psychoreaktiven Momenten wie Scheidung, Kündigung der Arbeitsstelle, Schlaganfall und Pflegebedürftigkeit der Mutter, Misserfolg im eigenen Geschäft – spielt hier sicher auch genetische Belastung eine Rolle. Sein Vater war wegen einer typischen endogenen Depression mehrfach in stationärer Behandlung gewesen, der Bruder des Vaters war durch Suizid, wahrscheinlich ebenfalls in einer Depression, ums Leben gekommen. Außerdem scheinen chronobiologische Ursachen eine Rolle zu spielen, da die Depression vor allem in den Wintermona-

> ten (November bis Januar) auftritt. Vonseiten seiner Persönlichkeit wird er beschrieben als „100 %ig"; obwohl nach einer Sportverletzung leicht gehbehindert, ist er immer noch Langstreckenläufer, aktiver Tennisspieler; er ist ein Mensch, der an sich und auch an seine Umwelt große Anforderungen stellt, der grundsätzlich alle Planungsarbeiten als Ingenieur mehrfach macht, für sich selbst keinerlei Leistungseinbuße, nicht einmal infolge einer Grippe akzeptieren kann.

An Herrn K. und Herrn L. wird sichtbar, dass es zwei klassische und den westlichen Gesellschaftsformen entsprechende Kompensationsmechanismen für ein orales und narzisstisches Defizit gibt, nämlich zum einen das Eingehen symbiotischer Beziehungen, am besten in einer sehr engen Liebesbeziehung, aber auch in einer symbiotischen Mutter-Kind-Beziehung, andererseits das Leben nach überhöhten Leistungsnormen, um das Selbstwertgefühl durch Fremdwertschätzung zu kompensieren. Beide sind in unserer Gesellschaft sehr traditionelle und sehr anerkannte Mechanismen, die auch gefördert werden: enge Liebesbeziehungen bis zur Verschmelzung und extreme Leistungsanforderung an sich selbst im Sinne des „Workoholic".

Beide Mechanismen sind keine Erkrankung, aber sie bergen die Gefahr der depressiven Dekompensation in sich. Sie kennzeichnen Menschen mit einem erhöhten Risiko, an einer Depression zu erkranken. Treffen nämlich einen derart strukturierten oder einen derart seine Beziehung gestaltenden Menschen Einschränkungen seiner Leistungsfähigkeit bzw. seines Beziehungsanspruches, dann lebt die alte Selbsteinschätzung und das Grundgefühl, eigentlich immer schon „zu wenig" gewesen zu sein, zu wenig wert und zu wenig gemocht zu sein, wieder auf und begründet die typische depressive Denkweise über sich selbst: „Ich kann nichts, ich bin nichts, keiner mag mich, schuld daran bin ich auch noch selber und das Beste wäre, es gäbe mich nicht."

Außer dem tiefenpsychologischen Modell zur Entstehung einer erhöhten Depressionsneigung – gekennzeichnet vor allem durch ein strenges Überich mit Schuldgefühlen, ein hohes Ich-Ideal mit Schamgefühlen, eine symbiotische Beziehungsgestaltung – sind in den letzten Jahrzehnten zwei Konzepte vorgestellt worden, die typisch depressive Einstellungen und Verhaltensweisen beschreiben, nämlich das Konzept der *gelernten Hilflosigkeit* von Seligman (1975) und das Konzept der Depression als Ausdruck einer *kognitiven Störung* von Beck (1967) (Übersicht bei Hoffmann u. Schauenburg 2000).

Seligman (1975) hat die Depression als *Folge mangelnder Kontrolle* beschrieben. Menschen entwickeln Depressivität und depressionsähnliche Symptome dann, wenn sie Nichtkontrollierbarkeit von Ereignissen im Leben erwarten. Das bedeutet, dass ein depressiver Mensch alles, was schief geht, was ihm an Missgeschick passiert, immer auf sich selbst zurückführt und er überzeugt („Hilflosigkeitseinstellung") ist, dies weder kontrollieren, noch verändern oder beeinflussen zu können. Der Betroffene schreibt alle negativen Ereignisse immer sich selbst zu, erwartet auch zukünftig nur selbstverschuldetes Negatives. Wenn ein subjektiv bedeutsames Ereignis, welches als negativ erlebt wird (z. B. Verlassenwerden oder einen Fehler gemacht zu haben) eintritt, dann beginnt dieser Stil zur Wahrnehmung der eigenen Person und zur Bewertung von Ereignissen immer mehr das Denken dieses Menschen zu beherrschen und dann mit der entsprechenden körperlichen (vegetativ-somatischen) Symptomatik der Depression einherzugehen. Mit Seligmans Modell lassen sich vor allem Depressionen bei alten Menschen erklären, die sich Umweltereignissen hilflos ausgeliefert sehen und z. B. bei zusätzlicher körperlicher Erkrankung Gefühle von Hoffnungslosigkeit und Unveränderbarkeit entwickeln. Auch bei verwitweten Frauen, die ihre bisherige positive Verstärkung über den nun verstorbenen Ehemann erhalten haben und nun hilflos reagieren, lassen sich Seligmans Gedankengänge anwenden.

Beck (1967) hat die Depression als Folge einer so genannten kognitiven Störung beschrieben. Er geht davon aus, dass Depressive in der Kindheit und Jugend ein *negatives Selbstbild* erworben haben. Deswegen neigt der Depressive dazu, sich selbst, seine Umwelt, seine Leistungsfähigkeit, seine Zukunft eher negativ zu beurteilen. Dieses negative Selbstschema kann durch Lebensereignisse aktiviert und durch die so genannten „automatischen Gedanken" aufrecht erhalten werden. Diese kommen unfreiwillig, sie sind stereotyp, von nicht hinterfragbarer Plausibilität, können nicht unterdrückt werden und setzen sich auch gegen eher angemessene, evtl. positive Gedanken durch. Als „kognitive Irrtümer" bezeichnet Beck die Neigung depressiver Menschen, aus Ereignissen ohne ausreichende Begründung Schlussfolgerungen negativer Art zu ziehen, sich auf negative Details zu stürzen (selektive Wahrnehmung), die Leistungen anderer Personen zu überschätzen und die der eigenen Person abzuwerten, negative Lebensereignisse zu verallgemeinern usw.

Beide Ansätze heben darauf ab, dass depressiv disponierte Menschen sich bereits vor ihrer Erkrankung durch bestimmte Denkstile (Hilflosigkeitseinstellung, negatives Selbstbild) auszeichnen, die dann in der Depression, ausgelöst durch bestimmte Erfahrungen und Ereignisse, dominieren und verantwortlich für die nachfolgend auftretenden körperlichen Beschwerden sind. Wer nur noch über sich selbst als Versager, als minderwertig und ungeliebt nachgrübelt, wird dann auch Schlafstörungen entwickeln, nicht mehr gerne essen, sich schlecht fühlen, sich auch erotisch-sexuell unattraktiv fühlen, evtl. unruhig und getrieben werden oder sich zunehmend aus seinen sozialen Bezügen zurückziehen.

Fasst man die verschiedenen Konzepte zusammen, so lässt sich ein zur Depression neigender Mensch beschreiben

- als *überstark leistungsorientiert* mit hohem Ideal-Ich-Bild, sodass jede Einschränkung zum Gefühl des Versagens führt und das Selbstwertgefühl von der Leistungsfähigkeit – 150 %ig, perfektionistisch, „akkurat", wie Patienten es benennen – abhängt,
- als *überstark normbezogen,* was mit Überangepasstheit in Beruf und Beziehung und rasch sich einstellendem Schuld- und Schamgefühl, hinter vorgegebenen oder vermeintlichen Regeln, Gesetzen, Normen, Entwicklungsnotwendigkeiten zurückgeblieben zu sein, einhergeht,
- als *überstark beziehungsabhängig;* sodass Trennungsvermutungen, Trennungen, Verluste von Personen, aber auch Lebenskonzepten rasch zu Gefühlen der Verletztheit, Kränkung, Lebensunfähigkeit und Existenzbedrohtheit führen.

Biologische Faktoren

Ein *neurobiochemisches* Modell der Depressionsverursachung ist in Abb. 4 skizziert. Hier kommt den Neurotransmittern im zentralen Nervensystem (Gehirn, vor allem Zwischenhirn) eine besondere Bedeutung zu. Am besten erforscht ist dabei die Rolle von Serotonin und Noradrenalin. Wie alle Neurotransmitter dienen sie der Infor-mationsübertragung innerhalb des Nervensystems. Zahlreiche Untersuchungen haben gezeigt, dass bei Depressionskranken ein Noradrenalin- und Serotoninmangel besteht. Die medikamentöse Depressionstherapie zielt deshalb darauf ab, diesen Mangel zu beheben.

Man kann zusammenfassen, dass bei der Entstehung einer Depression sowohl genetisch-biologische als auch lebensgeschichtlich-biographische

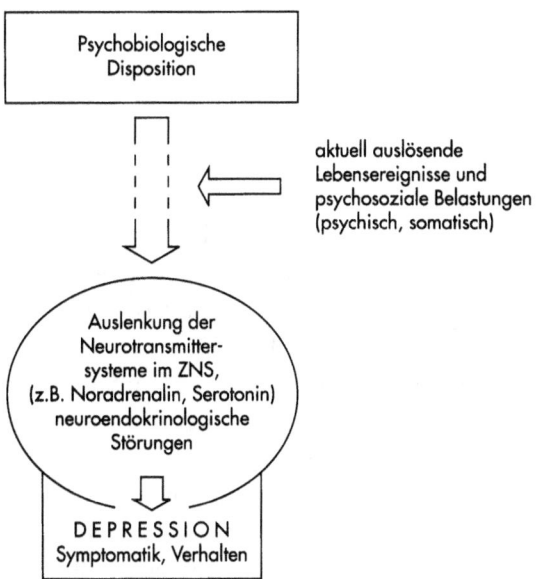

Abb. 4. Neurobiochemisches Modell der Depressionsursachen und -auslösung.

Faktoren eine Rolle spielen. Sie führen zu einer erhöhten Erkrankungsbereitschaft bei entsprechenden auslösenden Lebensereignissen und/oder chronischen Belastungen. Autoren wie die englischen Psychologen Brown und Harris (1978) haben in diesem Zusammenhang ganz richtig darauf hingewiesen, dass durch zusätzliche belastende Faktoren in der Lebensgeschichte, z.B. der sozialen und der Beziehungssituation, das Erkrankungsrisiko erhöht und analog durch so genannte protektive (schützende) Faktoren das Risiko erniedrigt werden kann. „Vulnerabilitätsfaktoren" (Risiko erhöhend) sind z. B. das Fehlen von sozialer Unterstützung und/oder das Fehlen einer vertrauensvollen intimen Beziehung (Freund/Freundin), psychosoziale Belastungen in den Bereichen Wohnen und Arbeit oder Überforderung, z. B. durch mehrere kleine Kinder in der Familie bei unzureichender Unterstützung.

Auslösung der Depression

Psychologische Auslöser

Von psychologischer Seite sind klassische Auslöser das Infragestellen der Kompensationsmechanismen von emotionaler Überbedürftigkeit bzw. Selbstwertproblematik. Jede Form der erwarteten, angedrohten oder vollzogenen Trennung (Verlustereignisse), jede Kränkung der symbiotischen Beziehungsgestaltung kann, wenn nicht rechtzeitig durch protektive Mechanismen abgefangen, eine Depression auslösen. Jede Infragestellung der Fremdwertschätzung, jede Kritik an der eigenen Leistungsfähigkeit, aber auch jede Unfähigkeit, den überhöhten Leistungsnormen (z. B. in Folge von körperlicher Erkrankung wie bei der Depression nach Herzinfarkt) nachzukommen, kann eine Depression auslösen. Denn vor nichts haben depressiv Kranke mehr Angst als vor dem Herausfallen aus der Geborgenheit, vor der Bedrohung ihrer Symbiose oder vor dem Verlust von Fremdachtung. Dies löst sofort Gefühle von Hilflosigkeit, von Ohnmacht, von Existenzunfähigkeit, von Nicht- bzw. Nicht-mehr-geliebt-, Nicht-mehr-anerkannt-, Nicht-mehr-gemocht-Werden, von Schuld und Scham aus. Um die Kompensation sicherzustellen, vermeiden depressiv Kranke jegliche Kritik in Partnerschaften, sie passen sich an, sie entwickeln keine eigenen Ideen, vermeiden Streit und Aggressivität, sie wehren sich kaum, sie nehmen auch Überbelastungen in Kauf, leisten Übermäßiges, Überstunden ohne Bezahlung etc. Diese Anpassung, Vermeidung von Individuation, Vermeidung von Aggression (die immer als destruktiv erlebt wird), Vermeidung von Distanzierung und von Eigeninitiative kennzeichnen den zur Depression disponierten Menschen.

Biologische Auslöser

Veränderungen im Hormonsystem (z. B. Wochenbettdepression, Klimakterium) oder auch körperliche Erkrankungen, Jahreszeit, chronische Überlastungen sind biologische Auslöser einer Depression. Da mit dem biologischen Auslöser (z. B. Krankheit) immer auch eine psychische Bewertung verbunden ist, spielen im konkreten Einzelfall in der Regel beide Faktoren zusammen. So ist z.B. die sog. Post-Stroke-Depression nach einem Schlaganfall eine biologisch bedingte und psychologisch bzgl. Krankheitsverarbeitung bedingte Erkrankung. Kardiale Erkrankungen wie ein Herzinfarkt oder chronische rheumatische Erkrankungen führen nicht selten zu Depressionen im Rahmen der Auseinandersetzung (Akzeptanz, Veränderung des Lebensstils als Anpassung) mit der Erkrankung. Dabei ist zu beachten, daß es Erkrankungen gibt, z.B., die das Frontalhirn betreffen und mit Antriebslosigkeit und reduzierter Affektivität einhergehen, aber keine Depressionen sind.

> Es sind Veränderungen im Leben, Störungen des gewohnten Ordnungssystems, Entwicklungsanforderungen die zu leisten sind und Neuorientierung erzwingen, auf die zur Depressivität neigende Menschen mit depressiver Symptomatik, d. h. der Auslösung einer voll ausgeprägten Depression reagieren.

Die verschiedenen Depressionsformen

Seit Einführung der Internationalen Klassifikation der Erkrankungen in der 10. Version (ICD-10) wird in der Fachliteratur vom Bild der „depressiven Episode" gesprochen, die durch das Auftreten bestimmter Symptome und den Verlauf (erste depressive Episode, rezidivierend, bipolar, d. h. manisch-depressiv) eindeutig beschrieben werden kann. Hierdurch kann auch ein psychiatrisch nicht so sehr erfahrener Arzt/Therapeut eine Depression erkennen und die für die Diagnosestellung notwendigen Symptome abfragen.

Dennoch ist es zum Verständnis sinnvoll, *verschiedene depressive Erkrankungsformen* zu unterscheiden:

- unipolare endogene Depressionen und manisch-depressive (bipolare) Erkrankungen,
- psychogene Depressionen, die in reaktive und neurotische Depressionen sowie depressive Entwicklungen (Erschöpfungsdepressionen) unterteilt werden, und

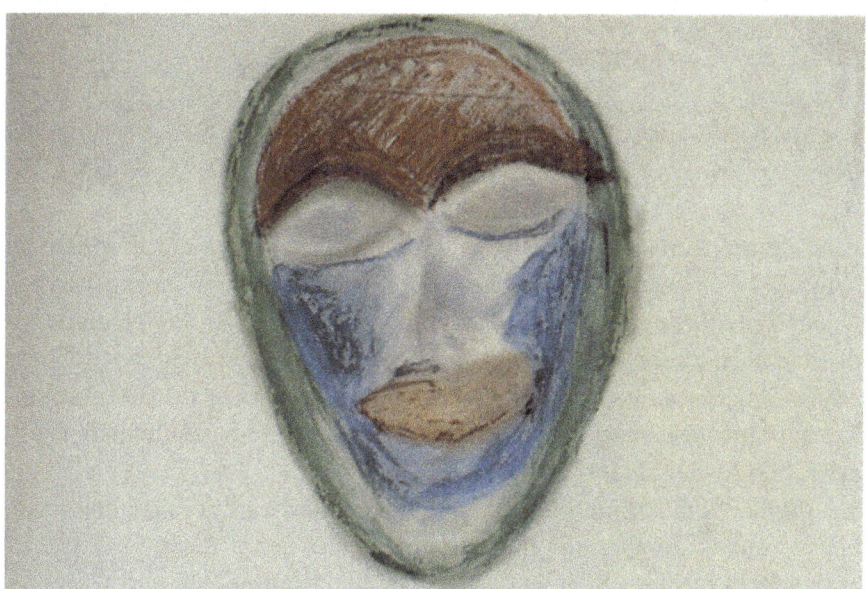

Das Gesicht als Maske in der depressiven Selbstwertkrise.

- somatogene Depressionen, bei denen organische und symptomatische unterschieden werden.

Endogene Depression

Zu den endogenen Depressionsformen gehören die unipolaren und bipolaren (manisch-depressiven) Depressionen. *Unipolar* nennt man die Erkrankungsformen, die immer nur als Depression auftreten. Von *bipolaren affektiven bzw. manisch-depressiven* Erkrankungen spricht man dann, wenn neben depressiven Erkrankungsphasen auch solche mit manischer Symptomatik aufgetreten sind.

In der Gruppe der endogenen Depressionen findet man am häufigsten die klassische *Melancholie* („Gemütskrankheit"), wobei hier das *Vollbild des depressiven Syndroms* vorliegt mit durchgehender affektiver Herabgestimmtheit, die durch sozialen Kontakt nicht veränderbar ist, Freudlosigkeit und Gefühl der Gefühllosigkeit, starker Einengung auf Insuffizienz-, Schuldgefühle und Selbstwertproblematik, die dann bis zum depressiven Wahn gesteigert sein kann.

> Unter einem *depressiven Wahn* versteht man die ausgeprägte Einengung im Denken, die durch äußere Faktoren nicht mehr korrigierbar ist. Der Patient empfindet sich nicht mehr als krank, sondern als schuldig, sündig, dem Untergang geweiht oder dem „elendiglichen Verrecken" bestimmt. Bei depressiver Wahnsymptomatik ist eine stationäre psychiatrische Behandlung unbedingt erforderlich.

Psychomotorisch sind diese Patienten entweder erregt oder deutlich gehemmt. Im vegetativ-somatischen Bereich fallen neben unspezifischen Leibgefühlsstörungen (z. B. Druckgefühle im Kopf) chronobiologisch bedingte Tagesschwankungen mit morgendlichem Tief und abendlicher Aufhellung, Appetitstörungen mit Gewichtsverlust, ausgeprägte Schlafstörungen mit verkürztem, zerhacktem Schlaf und morgendlichem Früherwachen sowie Libidostörungen auf.

Das Grundphänomen eines *manischen* Syndroms ist das gehobene Lebensgefühl, das mit einer heiter-euphorischen Verstimmung, mit Assoziationsreichtum der Gedanken und Ideenflucht, mit einem enorm gesteigerten Selbstvertrauen, Selbstüberschätzung bis zu wahnhaften Größenphantasien (z. B. der „Kaiser vom Mars" zu sein, der auf der Welt blaue Luftballons für seine Kinder einkauft), mit gesteigerter Unternehmungslust einhergeht. Krankheitseinsicht und Realitätskontrolle fehlen. Psychomotorisch liegt häufig eine Antriebssteigerung vor, die zu extremer Spontanität in Rede und Handlung, zu gesteigertem Rededrang, zu rascher Erregbarkeit führen kann. Körperlich fühlt sich ein manisch Erkrankter äußerst vital, bei sehr geringem Schlafbedürfnis, gesteigerter Libido, gesteigertem Leistungs- und Kraftgefühl. Das Problem der Manie ist vor allem die fehlende Realitätskontrolle, die soziale und wirtschaftliche Gefährdung, die Gefährdung von Beziehungen und die soziale Enthemmung bzw. der Verlust für die feinen sozialen Regeln in der Interaktion mit anderen Menschen. Deswegen führen häufige manische Zustände zum Abbruch von Beziehungen und zum sozialen Abstieg, und die Scheidungsrate ist hoch. „In der Manie geht alles", meinte ein Patient.

Ein Verlauf mit wiederkehrenden unipolaren oder bipolaren Zuständen gehört zu den Charakteristika der endogenen Depression. Die Zeitdauer einer depressiven Episode kann dabei sehr schwanken, wobei am häufigsten Zeiträume von 4 bis 6 Monaten gefunden wurden. Angehörige oder Betroffene berichten von einem dreiviertel bis einem Jahr, bis man „wieder der Alte" oder „im Lot" sei. Die Zahl der Erkrankungsphasen ist bei den manisch-depressiven Erkrankungen größer (im Durchschnitt 6) als bei den unipolaren Depressionen (im Durchschnitt 4).

In der ICD-10 werden die „endogenen Depressionen" als depressive Episoden mit „somatischem Syndrom", d. h. mit körperbezogener Symptomatik bezeichnet. Die Depression mit psychotischen Symptomen gehört ebenfalls dazu.

Psychogene Depression

Bei den psychogenen Depressionen besteht ein deutlicher und meist auch dem Außenstehenden offensichtlicher Zusammenhang zwischen nachweisbaren seelischen Anlässen bzw. Motiven (Auslöser) und der depressiven Symptomatik. Hier unterscheidet man die reaktive Depression, die depressive Entwicklung (Erschöpfungsdepression) und die neurotische Depression (in der ICD-10 als Anpassungs- und Belastungsreaktionen und als Dysthymia bezeichnet).

Reaktive Depression

Die reaktive Depression ist wahrscheinlich die häufigste Form, die es in der Allgemeinbevölkerung gibt. Sie tritt z. B. nach dem Tod eines Angehörigen auf, nach einem selbstverschuldeten Unfall, als depressive Reaktion nach einer Schwangerschaftsunterbrechung, als reaktiv-depressive Verstimmung nach der Diagnosemitteilung einer körperlichen Erkrankung, in Trennungssituationen (dann häufig mit Suizidalität), nach dem Verlust oder Tod von signifikanten Bezugspersonen. Dabei können derartige Auslöser nicht nur personenbezogen sein, sondern auch mit dem Verlust des eigenen Lebenskonzeptes zusammenhängen, wenn z. B. nach Krebsdiagnose, dem Verlust einer Extremität oder auch infolge chronischer Arbeitslosigkeit der bisherige Lebensplan aufgegeben werden muss.

> **Beispiel**
>
> **Herr M.**
> Der bisher unauffälliger Mann im mittleren Lebensalter, verheiratet, Kinder, geht als passionierter Jäger mit Freunden auf eine Treibjagd. Er ist bekannt als guter Schütze, als ruhiger und sorgfältig überlegender Jäger. Er sieht als Erstes den Fuchs, schießt und trifft ihn, die Kugel wird am Schulterblatt des Fuchses abgelenkt, steigt hoch und verletzt einen Treiber tödlich. Selbstanklagen, Schuldgefühle, Schlafstörungen, Gedanken, sich mit dem Jagdgewehr selbst zu erschießen, quälen den Patienten, der dann von seiner Frau zu einem niedergelassenen Psychiater zur Behandlung gebracht wird.

Depressive Entwicklung

Depressive Entwicklungen (z. B. Erschöpfungsdepressionen) sind depressive Zustände, die unter einem chronischen affektiv-emotionalen Druck entstehen und mit vermehrten somatischen Beschwerden (z. B. chronische Rückenschmerzen) einhergehen. Nicht der körperliche Stress ist jedoch der belastende Faktor, sondern die chronische emotionale Dauerbelastung, z. B. bei einem jahrelang anhaltenden Beziehungskrieg oder in einer chronisch schwierigen Arbeitssituation. Die Betroffenen sind dabei eingespannt zwischen Vorgesetzten und Nachgeordneten oder Kindern und Ehemann, denen sie es beiden recht machen möchten, weil sie von ihrer Persönlichkeitsstruktur her auf Ordentlichkeit, Perfektionismus, auf Pflichterfüllung und Harmonie angelegte Menschen sind. Die depressive Entwicklung geht mit einem Gefühl von Resignation, Ohnmacht und Ausgeliefertsein sowie vegetativen Symptomen einher.

Neurotische Depression

Unter einer neurotischen Depression (Dysthymia nach ICD-10) versteht man ein depressives Zustandsbild, das infolge einer Störung der psychischen Erlebnisverarbeitung entstanden ist. Hier müssen also lebensgeschichtlich erworbene, neurotische Problemlösungsstrategien und ein auslösendes Ereignis, welches dem Schlüssel-Schloss-Prinzip gehorcht, vorliegen. Als Auslöser findet man bei vielen neurotischen Depressionsformen Trennungsdrohungen oder vollzogene Trennungen (Verlust, Scheidung) oder auch Kränkungssituationen, welche dann wie ein Schlüssel die frühkindlich erworbene Selbstwertproblematik, das Gefühl des Ungeliebtseins, des Vernachlässigtwerdens, des Nicht-anerkannt-Werdens wachrufen. In der Kindheits- und Jugendentwicklung dieser später zur neurotischen Depression neigenden Menschen finden sich häufig bereits so genannte Brückensymptome wie Angst vor Alleinsein als Kind, Dunkelangst, gestörte motorische und Sprachentwicklung usw. Charakteristisch ist der oft lange und schwankende Verlauf (oft länger als 2 Jahre).

Somatogene Depression

Somatogene oder *körperlich begründbare* Depressionsformen sind in psychiatrischen Kliniken seltener anzutreffen, da sie als psychische Symptomatik oder Begleiterkrankung bei internistischen, neurologischen, orthopädischen, chirurgischen oder gynäkologischen Erkrankungen auftreten. Es besteht ein direkter kausaler Zusammenhang mit einer körperlichen Erkrankung. Handelt es sich dabei um eine Erkrankung des Gehirns bzw. Nervensystems, spricht man von *organischer* Depression. Ist die Depression Symptom einer außerhalb des Gehirns gelegenen Erkrankung, spricht man von einer *symptomatischen* Depression.

Es gibt eine Reihe von körperlichen Erkrankungen, die mit depressiver Symptomatik einhergehen können: neurologische Erkrankungen (Demenz, Epilepsie, AIDS, Migräne, Encephalomyelitis disseminata, Hirntumor, Morbus Parkinson, zerebrale Durchblutungsstörungen), endokrine Krankheiten (Schilddrüsenstörungen, Morbus Cushing, Morbus Addison usw.), Infektionskrankheiten (Tbc, AIDS, Lupus erythematodes, Pneumonien) und andere (Pankreaskarzinom, Herz-Kreislauf-Erkrankungen, Nierenerkrankungen, Vitaminmangelkrankheiten). Auch bestimmte Medikamente können depressionsauslösend wirken, wobei am bekanntesten solche gegen Bluthochdruck (z. B. Reserpin) sind. Auch Kortikosteroide, ältere orale Kontrazeptiva, Antiepileptika, Neuroleptika, Hypnotika, Zytostatika zur Krebsbehandlung, Alkohol u. a. können zu Depressionen führen bzw. bei disponierten Menschen Depressionen auslösen.

Depressionen in besonderen Lebenslagen

Klimakterische Depression

Früher wurde dafür auch der Begriff „Involutionsdepression" verwendet. Man versteht darunter eine depressive Erkrankung, die durch das erstmalige Auftreten im Rückbildungsalter (beim Mann ca. 50.–65. Lebensjahr, bei der Frau ab Klimakterium) charakterisiert ist. Bei der so genannten klimakterischen Depression handelt sich um eine Depression im Zeitraum des Klimakteriums, wo neben den hormonellen Veränderungen des Klimakteriums häufig psychologische Veränderungen in der Partnerbeziehung, in der Beziehung zu den Kindern, in der eigenen Lebenskonzeption zu bewältigen sind.

Wochenbettdepression

Die so genannte Wochenbettdepression (ICD-10: Post-partum-Depression) ist eine depressive Erkrankung, die in den ersten 6 bis 8, am ehesten bereits in der ersten oder zweiten Woche nach der Niederkunft beginnt. Hier spielen die körperlich-hormonellen Umstellungsvorgänge eine auslösende Rolle, bei den später beginnenden Depressionen nehmen auch psychologische Faktoren an Bedeutung zu (Wolfersdorf 1992a,b). Wichtig sind vor allem Überforderung sowie Beziehungsstörungen: Aus einer intimen Zweierbeziehung wird eine Dreierbeziehung, in der der Neuling, das Kind, dominiert und z. B. vom Mann/Vater als Störung der Zweierintimität, als zusätzliche Verantwortung, von der Frau/Mutter als Störung der Ordnung und Einschränkung individueller Freiheitsgrade empfunden werden kann.

Altersdepression

Als *Depression im Senium* (als Beginn des Seniums wird üblicherweise das 65. Lebensjahr bezeichnet, wobei dies eine recht willkürliche und rein an der Berentung/Pensionierung orientierte Festlegung ist) bezeichnet man gerne, unabhängig von der Zuordnung zu reaktiven oder endogenen Depressionsformen, depressive Störungen im höheren Lebensalter. Jeder siebte bis achte Mensch jenseits des 65. Lebensjahres soll daran leiden; in Einrichtungen wie Alters- oder Altenpflegeheimen soll der Anteil sogar deutlich höher sein und bei 30–40 % liegen. Nicht die Demenzerkrankungen sind die häufigsten psychischen Störungen im höheren Lebensalter, sondern psychogene Störungen wie z. B. die lang dauernden depressiven Erkrankungen, die reaktiven Depressionen, die langdauernden Trauerreaktionen.

Vernachlässigt man den Einfluss zusätzlicher körperlicher Störungen, dann unterscheiden sich depressive Erkrankungen bei alten Menschen nur in wenigen Aspekten von solchen des mittleren oder jüngeren Lebensalters:

Bei alten Menschen ist die depressive Herabgestimmtheit häufig nicht so rasch spürbar. Heutige alte Menschen haben häufig noch gelernt, keine Gefühle zu zeigen, denn „ein Indianer kennt keinen Schmerz" oder „ein Mann weint nicht". Zunächst werden eher Klagen über körperliche Beschwerden bis zur „Jammerdepression" (einer klagsamen Hypochondrie) im Vordergrund stehen; erst auf Befragen wird von Freudlosigkeit oder der Unfähigkeit, Gefühle z. B. Freude über Enkel zu empfinden, berichtet (Wolfersdorf & Schüler 2005).

Bei alten depressiven Menschen löst die depressive Erkrankung häufig eine sehr große existenzielle Verunsicherung aus. Alte Menschen können ihre Einstellungen und Lebenskonzepte weniger rasch ändern, sie stellen häufiger die Sinnfrage – hat es überhaupt noch einen Sinn (so) weiterzuleben – und setzen sich mit Sterben und Tod sehr eindeutig und konkret auseinander, womit insbesondere jüngere Therapeutinnen und Therapeuten dann ihre Probleme haben. Das Abschiednehmen von Vergangenem im Leben, von Wünschen, von Lebenskonzepten, von Phantasien, die sich nicht verwirklichen ließen, auch das Wiederauftreten von Beziehungsstörungen im Alter durch Abhängigkeit aufgrund körperlicher Einschränkungen, die neu entstehenden Abhängigkeiten von der jüngeren Generation, Gefühle von Abgeschobensein bzw. die ganz reale Erfahrung der Vereinsamung, der Isolation, auch des Überflüssigseins usw. sind Sorgen, Überlegungen, Denkinhalte Depressiver im höheren Lebensalter, mit denen man sich auseinandersetzen muss. Kognitive Störungen sind häufig, jedoch eher der Depression und nicht einer Demenz geschuldet.

Noch wird die Depression bei alten Menschen häufig nicht erkannt oder als vorzeitiger Hirnabbau fehldiagnostiziert. Oder die depressive Befindlichkeit erscheint als nicht veränderbarer Prozess, der – trotz Leidens des alten Menschen – zum Alter gehören mag. Dass die Behandlung einer Depression auch im Alter möglich ist, dass auch alte Menschen Anspruch auf adäquate Behandlung ihrer Depression haben, wird erst in den letzten Jahren mit dem Wachsen der Geriatrie und Gerontopsychiatrie deutlich. Hier haben die psychotherapeutische und medikamentöse Behandlung in Kombination mit der Klärung der Lebenssituation und der Therapie der körperlichen Erkrankungen deutlich sichtbare Fortschritte gebracht.

Depression im Kindes- und Jugendalter

Ähnlich wie die Depression älterer Menschen einige typische Merkmale aufweist, scheinen auch Depressionen im Kindes- und Jugendalter durch einige Besonderheiten ausgezeichnet zu sein. Ältere Schulkinder und Jugendliche zeigen ein dem depressiven Bild im mittleren Lebensalter sehr ähnliches Symptommuster mit Grübeln, Suizidgedanken, Minderwertigkeitsgefühlen und Bedrücktheit sowie Kopfdruck, während bei jüngeren Schulkindern auch Reizbarkeit, Unsicherheit, gestörtes Spielverhalten, Lernstörungen, gestörtes Sozialverhalten, Enuresis (nächtliches Einnässen) und Pavor nocturnus (nächtliches ängstliches Aufschrecken, ängstliche Verwirrtheit), anfallsartiges Schreien und Weinen beobachtet wurden. Bei Kleinkindern und Kindern im Vorschulalter stehen neben der Unruhe vor allem ein gestörtes Spielverhalten und anfallsartiges Weinen und Schreien neben Schlaf- und Appetitstörungen im Vordergrund. Zu weiteren Ausführungen sei auf die einschlägige Literatur vor allem bei Nissen (1983) verwiesen.

Depression bei Schizophrenie

Abgesehen davon, dass insbesondere von den Eltern schizophrener Patienten deren paranoid-halluzinatorische Psychose gerne als Depression verkannt wird, um damit dem vermeintlichen Makel der Schizophrenie zu entgehen, gibt es auch bei an Schizophrenie Erkrankten depressive Symptome und Syndrome. So findet man eine depressive Verstimmung häufig zu Beginn der schizophrenen Erkrankung im Rahmen der so genannten Wahnstimmung, die oft mit Depressivität und Ängstlichkeit einhergeht, mit dem Gefühl des Bedrohtseins durch Veränderungen des Umfeldes und Äußerungen, Handlungen anderer. Nach abgeklungener Wahnsymptomatik und abgeklungenen Halluzinationen kann Depressivität als Reaktion auf die Erkrankung, als Reaktion auf Arbeitsplatzverlust, Beziehungsstörungen, Veränderungen der eigenen Belastbarkeit auftreten. Depressive Symptome können im Einzelfall auch Folge der neuroleptischen Medikation sein. Insgesamt spricht man bei der Depressivität nach einer paranoid-halluzinatorischen Schizophrenie vom so genannten postremissiven Erschöpfungssyndrom, wozu neben depressiver Herabgestimmtheit vor allem Antriebslosigkeit, fehlende Belastbarkeit, Insuffizienz- und Versagensgefühle, auch Unfähigkeit, sich emotional auf andere Menschen einzustellen, fehlende emotionale Schwingungsfähigkeit usw. gehören können.

Auch hier ist Hilfe möglich, entweder durch Veränderung der Psychopharmakotherapie und/oder Klärung der depressionsauslösenden Faktoren (z. B. Arbeitsplatzprobleme, Beziehungsprobleme usw.). Dabei ist zu beachten, daß schizophren Kranke auf einer emotional sehr dichten Depressionsstation unter nur primär depressiv Kranken auf Distanz gehen und dekompensieren wegen zu großer Nähe; rehabilitativ orientierte Stationen sind geeigneter. Zu beachten ist die große *Suizidgefahr*; insbesondere die Kombinationen von Hoffnungslosigkeit, depressiver Herabgestimmtheit, Hilfs- und Perspektivlosigkeit bezüglich der Erkrankung, manchmal auch eine neuaufbrechende psychotische Symptomatik sind Hochrisikofaktoren für Suizidalität. In einer Reihe von Studien zu diesem Thema im letzten Jahrzehnt (z. B. Finzen 1988, Wolfersdorf 1989, 2000, Wedler et al. 1992) wurde gefunden, dass gerade jüngere schizophrene Männer mit mehrfachen schizophrenen Erkrankungen, die jeweils gut auf Behandlung ansprechen, jedoch wiederholt in psychiatrische Kliniken aufgenommen werden müssen, besonders gefährdet sind.

Sekundäre Depressionen

Grundsätzlich können Depressionen auch bei allen anderen psychischen und körperlichen Erkrankungen auftreten; sie werden dann auch als sekundäre Depressionen bezeichnet. Bekannt sind die depressiven Verstimmungen bei chronisch *Suchtkranken*, die z. B. beim Alkoholkranken im Rückfall auch für die erhöhte Suizidgefahr verantwortlich gemacht werden. Nicht selten sind Depressionen auch Folge längerfristiger *Angststörungen*, wobei die Depressivität als Folge der veränderten Lebenssituation entsteht, wenn z. B. durch die Angst, aus dem Haus zu gehen, einzukaufen, sich auf großen Plätzen zu bewegen, mit anderen Menschen in Kontakt zu treten usw., immer mehr Einschränkungen auftreten.

Dass Depressionen bei körperlichen Erkrankungen häufig sein können, wurde vor kurzem erst wieder anhand der Depressionen bei *Tumorerkrankungen* (Staab u. Ludwig 1993) gezeigt.

Ein Drittel und mehr Menschen mit Tumorerkrankungen weisen im Verlauf ihrer Krankheit depressive Verstimmungen auf, die für sich selbst behandlungsbedürftig werden können. In den späteren Krankheitsabschnitten ist dies häufig schwer zu erkennen, denn körperliche Symptome (als Folge der Erkrankung, als Folge der Behandlung) und depressive Symptome wie Schlaf- und Appetitstörungen, Gewichtsverlust, Insuffizienzgefühle und Leistungsunfähigkeit gleichen sich bei beiden Erkrankungen. Schuldgefühle, absolute Hoffnungslosigkeit (auch Fehlen der Hoffnung auf Erleichterung, auf Verbesserung kurzer Lebensabschnitte), ausgeprägte Suizidideen (im Gegensatz zu einfühlbaren Wünschen, bei schmerzhaftem Leiden lieber tot sein zu wollen oder seine Ruhe haben zu wollen), wahnhafte Ideen von Verarmung, Schuld und Weltuntergang, sind jedoch nicht krebs-, sondern depressionsbedingt und müssen psychiatrisch behandelt werden.

Das Beispiel der Depression bei Tumorerkrankungen lässt sich leicht übertragen auf einen Großteil der chronischen körperlichen Erkrankungen, bei denen Depressivität häufig auftritt.

Wie eingangs erwähnt, unterteilt man die Depression heute nach der ICD-10 in einmalige und rezidivierende depressive Episoden, in depressive Episoden bei bipolarer, d. h. manisch-depressiver Erkrankung, in die Dysthymie, was der neurotischen Depression und einem Verlauf von 2 und mehr Jahren entspricht, und die depressiven Anpassungs- und Belastungsreaktionen. Diese Klassifikation orientiert sich an der Symptomatik (bestimmte Symptome müssen vorhanden sein) und an der Dauer (die Symptome müssen mindestens 2 Wochen lang bestehen), während die oben beschriebenen Depressionsformen auch ursächliche Überlegungen einbeziehen. Am wichtigsten ist dabei stets das Erkennen der depressiven Episode und der Beginn einer Behandlung.

Sind Depressionen behandelbar?

Die Depression ist eine häufige Krankheit; sie ist die häufigste psychische Erkrankung. Ca. 5 % aller erwachsenen Menschen in der Gesamtbevölkerung sind derzeit an einer schweren Depression erkrankt, wie Wittchen und Mitarbeiter 1992 schrieben. Mittelschwere Formen finden sich bei nicht ganz 8 % und leichte bei nicht ganz 6 % der Gesamtbevölkerung. Die Weltgesundheitsorganisation (WHO) hat Anfang der 80er Jahre des letzten Jahrhunderts von 300 bis 400 Mio. Menschen, die als depressiv krank erkannt worden seien, gesprochen und damit die Depression in die Reihe der häufigsten Erkrankungen überhaupt eingeordnet. Nach Angaben der EU-Kommission für Gesundheit (Wahlbeck & Mäkinen 2008) ist die Depression in Europa häufig: Die Lebenszeitprävalenz (Häufigkeit mindestens einmal im Leben zu erkranken) liegt bei 13% in Europa (Männer 9%, Frauen 17%). Die Auswirkungen auf die Lebensqualität seien enorm und

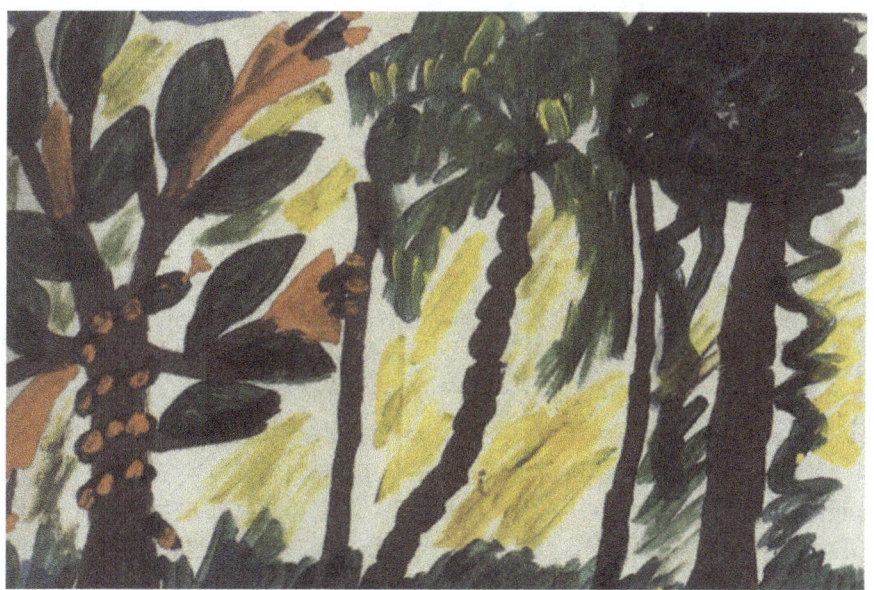

Lebendige Vielfalt im Heilungsverlauf (Bild auf S. 49 von gleicher Patientin).

entsprächen denen einer schweren körperlichen Erkrankung, z.B. eines Schlaganfalls. 2006 wären 59000 Europäer durch Suizid verstorben, 60% aller Suizidenten hätten an einer Depression gelitten. Prävention von Depression sei von daher – neben Drogenmißbrauch und Suizidmortalität – ein zentrales Thema der EU. Noch eine letzte Zahl zur Orientierung: In einer Feldstudie, bei der die erwachsene Bevölkerung eines großen ostbayerischen Landstriches einschließlich zugehöriger Städtchen untersucht wurde, fand man eine 5-Jahres-Prävalenz von 10,6 % für alle depressiven Erkrankungen (Fichter u. Witzke 1990); es war also in den letzten 5 Jahren jeder 10. Erwachsene mindestens einmal depressiv krank.

Nur etwa die Hälfte der behandlungsbedürftigen Depressiven in den westlichen Gesellschaften und Industrienationen sucht jedoch medizinisch-psychiatrische Behandlung auf. Leider werden bis heute auch nur etwa die Hälfte aller depressiv Kranker als solche von Ärzten erkannt und adäquat behandelt! Dies ist erstaunlich und erschreckend. Erstaunlich, denn gerade bei der Depressionsbehandlung wurden in den letzten 30–40 Jahren deutliche Fortschritte gemacht, und es ist erschreckend, denn die Suizidmortalität, die Gefahr durch Selbsttötung zu sterben, ist für schwer depressiv Kranke immer noch sehr hoch und liegt bei bis zu 15 % im Laufe ihres Lebens nach einer Depression.

Die Entwicklung und Veränderung von therapeutischen Maßnahmen im Laufe der Zeit, über die Jahrhunderte hinweg und in den letzten Jahrzehnten zu beschreiben, würde hier zu weit führen. Schon Robert Burton, der englische Theologe und Depressionsforscher hat 1621 in seinem Buch *Anatomie einer Melancholie* Behandlungsempfehlungen gegeben, z. B. solche, die sich auf das bekannte Phänomen der chronischen Obstipation bei depressiv Kranken beziehen – hier wurden Einläufe empfohlen – oder auf das Darniederliegen von vitalen Kräften, auf Energielosigkeit, rasche Ermüdbarkeit – hier wurden z. B. körperliche Aktivitäten empfohlen; angeführt wurden auch Empfehlungen, die sich auf den Lebensstil, die Gestaltung des Lebens, auf Entlastung, auf Ortsveränderung usw. beziehen. Auch Alkohol galt einmal als Heilmittel bei Depression. Friedrich Hoffmann (1660–1742), nach dem die bekannten Hoffmannstropfen benannt wurden, hatte zu Anfang des 18. Jahrhunderts über die psychotrope Wirkung des Weins geschrieben: „Wein hat die gewaltige Kraft, die Grillen, Sorge, Furcht und Traurigkeit zu verjagen und hingegen beherzt, kühn, fröhlich und lustig zu machen" (zitiert nach Linde 1988). Vor der Ära der Antidepressiva, auf die nachfolgend noch eingegangen wird, spielte das Opium als „Laudanum" in der Depressionsbehandlung eine wichtige Rolle, weil dadurch die depressive Angst und Herabgestimmtheit etwas gedämpft werden konnten. Von den Therapieformen, die uns heute als sehr gewaltsam erscheinen – Insulin-Schocktherapie, Cardiazol-Schockbehandlung oder auch Elektrokrampftherapie, worin vielfach auch die damalige therapeutische Hilflosigkeit bezüglich der Behandlungsmöglichkeiten der schwer kranken Melancholiker zum Ausdruck kommt – hat sich bis heute die in ihrer Anwendungsform jedoch völlig veränderte Elektrokrampfbehandlung erhalten.

> In der Depressionsbehandlung sind in den letzten 30 bis 40 Jahren deutliche Fortschritte gemacht worden, und zwar durch die Entdeckung und Weiterentwicklung der Antidepressiva, durch speziell für depressiv Kranke geeignete psychotherapeutische Verfahren, durch weitere biologische Behandlungsverfahren wie Lichttherapie, Schlafentzug und durch begleitende Maßnahmen wie Sport und Gymnastik, Bewegungstherapie, Ergotherapie und Musiktherapie.

In den letzten 25 Jahren kam es auch zu einer deutlichen Verbesserung der stationären psychiatrischen Behandlungsmöglichkeiten (Stichwort Depressionsstationen; Übersicht Wolfersdorf 1997, Wolfersdorf & Müller 2007), die einen bedeutsamen Fortschritt in der Behandlung schwer leidender Menschen darstellen. Dass sich die Aufmerksamkeit der Depressionstherapeuten heute auch zunehmend der Familie und dem engeren und weiteren Umfeld der Patienten zuwendet, ist ebenfalls als Fortschritt zu betrachten, genauso der heutige Selbsthilfeansatz.

So ist die Depressionsbehandlung heute komplizierter, aber auch langfristiger und umfassender und dadurch individueller, erfolgreicher, hilfreicher geworden. Die Depression ist heute eine gut behandlungsfähige Erkrankung, wenn die Behandlung nach dem Stand heutiger therapeutischer Möglichkeiten und Standards erfolgt („Selbsthilfegruppen für Depressive", Heindl et al. 2008).

Die in der Überschrift gestellte Frage: „Sind Depressionen behandelbar?" ist deshalb mit einem Wort, nämlich einem eindeutigen Ja zu beantworten. Depressive Erkrankungen können schwere, manchmal schwierig und langwierig behandelbare Krankheitsbilder sein; grundsätzlich sind Hilfe, Besserung, Heilung bei über 80 % der an einer Depression erkrankten Menschen erreichbar; und die verbliebenen 15–20 % müssen nicht mehr befürchten, ihr Leben in einem psychiatrischen Großkrankenhaus verbringen zu müssen. Die allermeisten depressiv Kranken leben, auch wenn die Depression nicht völlig symptomfrei gebessert werden kann, in ihren Familien, die meisten sind arbeitsfähig.

Wann ist jemand behandlungsbedürftig?

Depressive Störungen können „sehr flach" verlaufen, d. h. mit wenigen *Symptomen* einhergehen, mit weniger ausgeprägtem Leidensdruck und ohne Behinderung im Alltag oder in der Beziehung zu anderen Menschen. Vielleicht stellt der Betroffene fest, dass er sich längere Zeit müder als sonst, „abgeschlagener", rascher erschöpfbar fühlt, nicht so viel Lust hat, unter Menschen zu gehen, seinen üblichen Hobbys nachzukommen, vielleicht leidet er mehr unter Schlafstörungen, quält sich mit anstehenden Problemen mehr ab, fühlt sich mehr belastet und hat dadurch natürlich auch eine subjektive Erklärung, sich „schlechter als sonst" zu fühlen. Derartige Verstimmungszustände oder auch die oben beschriebenen Trauerreaktionen und reaktiven depressiven Verstimmungen sind häufig und gehören nahezu schon zum Alltag. Bezeichnungen wie „nicht gut drauf sein", „sich schlechter fühlen", „Null Bock haben" geben diesen Zustand wieder. Auch die so genannte Winterdepression, die Abnahme von Antrieb und guter Gestimmtheit während der lichtarmen Wintermonate, die in manchen Gebieten der Welt, z. B. in den skandinavischen Ländern oder den nördlichen Gebieten der USA, den Menschen häufiger befallen kann, ist eine subjektiv noch gut erklärbare, fast physiologisch auf die Jahreszeit bezogene Veränderung und Beeinträchtigung. Der heute vielfach verwendete Begriff des „Burn-out" meint in den meisten Fällen eine Depression mit im Vordergrund stehender vitaler Erschöpfung und Arbeitsplatzproblematik; früher hat man dies als „Erschöpfungsdepression" bzw. als Vorstufe davon bezeichnet.

Solange derartige depressiv getönten Verstimmungszustände oder leichte Herabgestimmtheiten die Leistungs- und Beziehungsfähigkeit des Individuums über einige kurzfristige Symptome hinaus nicht beeinträchtigen, empfindet der Einzelne auch keine Hilfs- oder Behandlungsbedürftigkeit. Manche depressiv Kranken, die einmal wegen einer stärker ausgeprägten Depression in ambulante oder stationäre Behandlung kommen, berichten über erstaunlich viele Zeiten in ihrem Leben, in denen sie in der oben geschilderten Art bereits depressiv verstimmt waren.

> **Beispiel**
>
> **Frau N.**
> Ein befreundeter Chirurg erzählte folgende Geschichte von seiner Frau: Über die ersten Jahre ihrer Ehe hinweg sei es jedes Jahr im Januar, Februar bis in den März hinein zu vermehrtem Streit zwischen dem noch jungen Ehepaar gekommen, wobei seine Frau besonders gereizt, mürrisch, desinteressiert war, man nichts mehr gemeinsam unternehmen konnte, es Schlafstörungen und sexuelle Störungen gab. Auch Zeiten, in denen sie vermehrt Süßigkeiten aß, dann oftmals auch etwas zunahm, fielen ihm auf. Es habe zwei Möglichkeiten zur Besserung dieses Zustandes gegeben: abwarten und durchstehen oder seine Frau in Urlaub dorthin zu schicken, wo die Sonne schien, z. B. in die Südsee oder nach Hawaii. Dass dies mit der Zeit zur finanziellen Belastung wurde, ist offensichtlich. Das Ehepaar lernte dann durch Zufall einen Psychiater kennen, der sich an einer süd-kalifornischen Universitätsklinik mit Winterdepression beschäftigt hatte, die richtige Diagnose stellte und als Behandlung eine Lichttherapie empfahl, was zur Besserung führte.
> Auch der eingangs erwähnte Ingenieur, Herr E., litt über Jahre hinweg während der Wintermonate unter Depressivität.

Depressive Erkrankungen werden häufig an Zeitpunkten des Lebens deutlich, wenn *Veränderungen* und Anpassungen an diese anstehen, zu Zeiten notwendiger biologischer oder psychologischer Veränderungen: Ablösung vom Elternhaus; erste Beziehungserfahrungen, damit verbundene Freuden, aber auch Enttäuschungen; Trennungen; Beginn eines gemeinsamen Lebens; Schwangerschaft und Geburt eines Kindes; berufliche Veränderungen, Übernahme von Verantwortung im Beruf; notwendige Veränderungen der Wohnsituation; Veränderungen in den so genannten Wechseljahren; Berentung und Beendigung des Berufslebens; Auftreten von bedrohlichen körperlichen Erkrankungen und Einschränkungen im mittleren und höheren Lebensalter; notwendige Umzüge, z. B. in ein Altenheim; Ablösung der Kinder aus dem Elternhaus und notwendige Neudefinition der Beziehung des jetzt alternden und alten Ehepaars; Verlust von Lebenskonzepten, Phantasien über nicht mehr erfüllbare Wünsche, Phantasien über Unerledigtes im Leben usw.

Man sollte sich dessen bewusst sein, dass Lebensveränderungen und -einschnitte, auch positive, immer seelische und körperliche Kraft erfordern. Der Einzelne kann dabei an die Grenzen seiner Belastbarkeit kommen und depressiv reagieren. Aus der Lebenssituation und den dadurch vorliegenden Anforderungen ergeben sich also Hinweise auf Hilfs- oder vielleicht auch Behandlungsbedürftigkeit.

Hilfe kann sich der Einzelne beim Partner, bei Freunden, bei den Eltern, beim Vorgesetzten, bei Mitarbeitern, in seiner jeweiligen Bezugsgruppe, in der Gemeinde, beim Pfarrer, beim Hausarzt holen. *Behandlungsbedürftigkeit* liegt dann vor, wenn die Beeinträchtigung nicht mehr selbst oder vom engsten Bekannten- oder Familienkreis bewältigt werden kann, wenn Krankheit vorliegt oder eine Störung, die als Krankheit, als massive Beeinträchtigung von Gesundheit bezeichnet wird. Solche Zustände gehen dann immer mit Symptomen einher. Je rascher nun die Behandlung beginnt, umso besser.

Bei welchen Symptomen ist (fach-)ärztliche Behandlung nötig?
Tiefe depressive Herabgestimmtheit
Länger (2 Wochen) unverändert und unbeeinflussbar anhaltende Depressivität, keine spontane Besserung
Deutliche Einengung des depressiven Denkens, depressiver Wahn
Ausgeprägter Leidensdruck des/der Betroffenen
Suizidideen, -absichten, akute Suizidgefahr, Zustand nach Suizidversuch
Ausgeprägte Schlafstörungen
Deutliche Appetitstörung und Gewichtsabnahme
Arbeits- und Leistungsunfähigkeit (Haushalt, Beruf)
Zunehmender Leidensdruck des Umfeldes bei fehlender Krankheitseinsicht des/der Betroffenen
Agitiertheit oder deutliche Hemmung
Deutliche Veränderung gegenüber Vorzustand
Fehlende Besserung trotz Unterstützung durch Umfeld

Für *Angehörige* ist es wichtig, die Hoffnungslosigkeit, die manche depressiv Kranken insbesondere in der tiefen Depression verbreiten, nicht zu übernehmen, sich nicht anstecken zu lassen, denn sonst wird wichtige Zeit versäumt. Auch sollte man, insbesondere von schwerer gehemmten Depressiven, die nicht mehr über einen eigenen Antrieb und Willen verfügen, nicht zu viel Eigeninitiative verlangen.

> Dem entscheidungsunfähigen Depressiven müssen Angehörige den Entschluss, sich in Behandlung zu begeben, abnehmen, um den Beginn einer Therapie überhaupt erst zu ermöglichen.

Bei schwersten Formen depressiver Erkrankungen, z. B. bei der wahnhaften Depression oder auch bei einer depressiven Erkrankung, die mit hoher Suizidgefährdung einhergeht, sollte der Kranke ohne Zögern in die Klinik für Psychiatrie und Psychotherapie gebracht werden, denn dann kann es um Leben und Tod gehen. Hoffnungslosigkeit, Schuldgefühle, Wertlosigkeitsgefühle, Suizidideen – insbesondere wenn der Betroffene nicht krankheitseinsichtig ist und in wahnhafter Weise sich eher als schlechter, schuldiger Mensch und nicht als krank sieht – sind wichtige Hinweise auf umgehende Behandlungsbedürftigkeit. Angehörige und auch der Haus- oder Nervenarzt sollten dann den Kranken direkt in stationäre psychiatrische Behandlung bringen. Auch wenn Angehörige nachts oder am Wochenende hilflos der schweren Depressivität eines Familienmitglieds gegenüberstehen, ist sofortige Hilfe in einer psychiatrischen Klinik notwendiger als Rücksicht auf Stigmatisierung oder Angst vor Psychiatrisierung. Kein Mensch, ob Angehöriger oder Arzt, würde bei einem Patienten mit akuten Herzschmerzen und Verdacht auf Herzinfarkt oder bei akuter Erstickungsgefahr zögern, den Betroffenen sofort in die nächste Klinik zu bringen. Auch für den Schwer- und Schwerstdepressiven, dessen Depression mit Wahn- oder mit akuten Selbsttötungsideen und -absichten einhergeht, geht es um Leben und Tod.

Erste Anlaufstelle für den depressiv Kranken ist in der Regel der Hausarzt. Oft suchen depressiv Erkrankte, insbesondere in den Vorstadien der beginnenden Depression, aufgrund uncharakteristischer körperlicher Beschwerden ihren Hausarzt (Allgemeinarzt, Internist) auf. Es ist wichtig, dass der Hausarzt in den geklagten Beschwerden die Anzeichen der Depression erkennt. Eine Überweisung vom Allgemeinarzt zum Psychiater sollte dann erfolgen, wenn Zweifel an der Diagnose einer Depression bestehen, wenn andere psychische Erkrankungen ausgeschlossen werden müssen (z. B. das Vorliegen einer schizophrenen Erkrankung, einer Suchtkrankheit, einer Demenzerkrankung), wenn der Einfluss von körperlichen Erkrankungen abzuschätzen ist (z. B. Depression im Rahmen einer chronischen körperlichen Erkrankung, Depression bei Karzinompatienten etc.). Auch die Schwere der Depression (z. B. Depression mit akuter Suizidalität oder mit Wahnsymptomatik) ist ein Überweisungsgrund zum Psychiater, wenn nicht sogar in umgehende stationäre psychiatrische Behandlung. Ebenso sind länger anhaltende, d. h. „chronische" Verläufe, die bereits über Jahre hinweg dauern, oder die so genannte Therapieresistenz (unzureichende oder fehlende Besserung durch die üblichen Behandlungsverfahren) eine Indikation für die Diagnostik und Mitbehandlung durch den niedergelassenen Psychiater bzw. Nervenarzt.

Was ist Heilung bei der Depression?

In der Hoffnungslosigkeit der tiefen Depression fällt es dem Kranken schwer, an die Möglichkeit der Heilung zu glauben. Nicht selten wird auch der Partner, der seinen depressiv kranken Angehörigen über Monate hinweg durch die Depressivität begleitet, angesteckt und beginnt ebenfalls, an den Hilfsmöglichkeiten zu zweifeln. Ja es gibt sogar Ärzte, die – wohl aus einer eigenen Depressivität heraus – der Ansicht sind, den depressiv Kranken könne man auf Dauer sowieso nicht helfen. Dem ist eindeutig zu widersprechen: Depressiv Kranken kann geholfen werden.

> **Beispiel**
>
> **Herr O.**
> Der junge Mann, erkrankte kurz vor dem Abitur an einer schweren Depression. Er war der depressiv-wahnhaften Überzeugung, die Welt gehe an seinem Versagen zugrunde, er könne niemand mehr retten und sei schuld daran. Sein Hausarzt, zu dem er nach einem Suizidversuch mit Tabletten von der Mutter gebracht wurde, meinte zu ihm: „Da kann man dir sowieso nicht mehr helfen, auch wenn es jetzt besser wird; das Abitur und das Studium kannst du an den Nagel hängen, wahrscheinlich wirst du dich sowieso umbringen." Seine Mutter ging dann mit ihm zu einem niedergelassenen Psychologen, der zu einer stationären psychiatrischen Behandlung riet. Seit dem Klinikaufenthalt fühlt er sich wohl, hat sein Abitur mit Auszeichnung bestanden und studiert nun bereits mehrere Semester Sport und Germanistik; zu seinem Hausarzt ist er nie wieder gegangen.

Sicher ist dies ein extremes Beispiel. Aber nicht selten lassen sich Angehörige und auch Ärzte, insbesondere wenn jemand chronisch depressiv ist, von der Hoffnungslosigkeit anstecken und meinen, eine Hilfe oder gar Heilung sei überhaupt nicht mehr möglich.

Doch was bedeutet eigentlich „Heilung"? Die Abwesenheit von allen Beschwerden, ein absolutes Gesundsein ohne Stimmungsschwankungen, ohne auch natürliche Leistungseinschränkungen, ohne Beeinträchtigungen, Störungen oder vielleicht auch Krankheit gibt es im menschlichen Leben nicht. Wir wollen uns damit begnügen, unter „Heilung" Symptombesserung bzw. -freiheit, Wiedererlangung der Arbeitsfähigkeit und Beziehungsfähigkeit in den sozialen Bezügen zu verstehen. Die Einsicht in den Zusammenhang zwischen der eigenen Lebensgeschichte, der eigenen Persönlichkeitsstruktur und der Definition des eigenen Wertgefühles, akuten und chronischen psychischen, körperlichen und sozialen Belastungen als wichtige Ursachen und Auslöser depressiver Erkrankungen wäre ein weiteres – psychotherapeutisches – Ziel. Schließlich kommt die Verhütung von erneuter Verschlechterung nach einer gebesserten Depression und die Prophylaxe erneuter depressiver Episoden. Die beiden letzteren „Heilungsziele" sind sehr anspruchsvoll, denn sie erfordern eine längere qualifizierte psychiatrische und psychotherapeutische Behandlung, Zusammenarbeit mit den Angehörigen und evtl. auch Neuorientierung im Arbeits- und Lebensbereich.

Was soll die Therapie erreichen?
1. Symptome und Leidensdruck verringern (Symptombesserung)
2. Dem Patienten wieder zur Arbeitsfähigkeit verhelfen (Haushalt, Arbeitsstelle, Hobbys)
3. Die Lebens- und Beziehungsfähigkeit in Partnerschaft, Familie und Umfeld verbessern und wiederherstellen
4. Die Einsichtsfähigkeit des Patienten in depressionsfördernde Aspekte seiner Beziehungen, Arbeit und sozialen Situation verbessern und seine Veränderungsbereitschaft stärken
5. Die Suizidgefährdung vermindern und Hoffnung vermitteln
6. Das Vertrauen in die eigene Person und Leistungsfähigkeit, aber auch Schuld- und Trauerfähigkeit verbessern
7. Das Wiederauftreten von Symptomen oder neuen Krankheitsphasen erkennen und vermeiden helfen
8. Die Entwicklung der Person (Humor, Leidensfähigkeit, Einsichtsfähigkeit, Autonomie) fördern

Die klinische Erfahrung zeigt, dass bei einem Großteil depressiv kranker Menschen heute im Zeitraum von 2 bis 6 Monaten eine Besserung der akuten Symptomatik erreicht werden kann. Auch eine so genannte chronische – man versteht darunter eine Depression, die bereits 2 Jahre und länger unvermindert besteht – oder rezidivierende Depression bedeuten heute nicht mehr stationäre Langzeitbehandlung in einer psychiatrischen Klinik. Allerdings ist eine langfristige Behandlung beim Psychiater bzw. Nervenarzt und ärztlichen bzw. psychologischen Psychotherapeuten oder auch in Zusammenarbeit von Psychiater und Allgemeinarzt angebracht und notwendig. Dies gilt aber für die meisten chronischen Erkrankungen ebenso, z. B. für die Herzinsuffizienz, den Bluthochdruck, den Diabetes mellitus, die Psoriasis, das Asthma bronchiale usw.

> „Heilung" heißt auch „Leben mit der Erkrankung", sich Einrichten auf die Erkrankung, Umgehenlernen mit sich selbst als ein Mensch, der zu depressiven Erkrankungen neigt. Dazu braucht es auch Unterstützung in der Familie und evtl. auch in Selbsthilfegruppen für Depressive.

Die meisten depressiv kranken Menschen, die in stationärer Behandlung sind, können entlassen werden, wenn sich die Symptome gebessert haben. Schlafstörungen und Appetitstörungen haben nachgelassen, das Gewicht nimmt wieder zu, innere und äußere Unruhe oder auch innere und äußere Gehemmtheit, z. B. der Denkvorgänge, der Bewegungsabläufe, sind normalisiert; vielleicht ist sogar manche Einstellung zur Person, zur eigenen Leistungsfähigkeit verändert. Der vorher sich schlecht und als Versager fühlende Mensch sieht nun, dass er nicht für alles verantwortlich ist, dass es auch ungünstige situative Bedingungen gegeben hat, dass die Umwelt nicht immer unschuldig ist, dass den Lebensbedingungen, dem Partner auch „Schuld", besser gesagt Mit-Beteiligung an der Auslösung, am Entstehen einer depressiven Störung zukommt. Und er sieht vielleicht auch seine eigene Verantwortung für das Entstehen seiner Erkrankung.

> „Heilung" bedeutet weiterhin, in einem ersten Schritt symptomgebessert aus der Klinik entlassen zu werden und wieder ohne stationäre Therapie lebensfähig zu sein.

Dies bedeutet jedoch nicht, nicht mehr depressiv werden zu können. Denn die Disposition dazu, die Anlage, die seelische Bereitschaft, depressiv zu reagieren, vielleicht sogar die Lebenssituation für ein erneutes depressives Krankwerden bleiben weiter bestehen und müssen erst in weiteren Schritten verändert werden.

Die Depressionsbehandlung kann heute eine befriedigende bis sehr gute Symptombesserung erreichen, depressionsauslösende und -unterhaltende Mechanismen in der Psychotherapie aufdecken und bearbeiten sowie Ressourcen erkennen, die hilfreich stabilisierend, depressionsvermeidend und -kupierend wirken können. Diese Chance muss der depressiv Kranke wahrnehmen. Auf eine derart qualifizierte Behandlung mit Psychopharmako-, Psycho- und Soziotherapie hat er Anspruch; diese muß er einfordern.

Was hilft? – Die heutigen Therapieformen

Bei den heutigen Therapieformen (s. Tabelle 3) in der ambulanten und klinischen Psychiatrie und Psychotherapie unterscheidet man zwischen

- biologisch-körperbezogenen,
- psychotherapeutischen und psychoedukativen sowie
- soziotherapeutische Maßnahmen. Hinzu kommt heute der gesamte Selbsthilfebereich für Betroffene und Angehörige.

Im ambulanten Bereich werden depressiv kranke Menschen in der traditionellen Arzt-Patient-Beziehung behandelt, wobei die Einbeziehung von Angehörigen, sofern notwendig auch der gesamten Familie, heute dringend empfohlen wird. Der erste Ansprechpartner ist für viele Depressive bzw. Menschen, die typische Beschwerden aufweisen, der Hausarzt. Es sollte heute jedoch jeder depressiv Kranke auch von einem Facharzt für Psychiatrie und Psychotherapie gesehen und spätestens, wenn ein erster kurzfristiger, meist psychopharmakologischer Behandlungsversuch durch den Hausarzt keine Besserung bringt, an diesen Facharzt überwiesen werden. Ziel ist, eine qualifizierte Diagnostik und eine fachspezifische Therapie zu bekommen. Im stationären Bereich spielt darüber hinaus für die Therapie das gesamte Team (Arzt, Psychologe, Sozialpädagoge, Ergotherapeuten, Bewegungstherapeuten, Pflegepersonal, Klinikpfarrer usw.) eine wesentliche Rolle (zu „Depressionsstationen" siehe Wolfersdorf 1997).

Tabelle 3. Therapieformen in der akuten Depressionsbehandlung

Zeitlich	Akutbehandlung Rückfall- bzw. Verschlechterungsprophylaxe Langzeittherapie
Ort	Ambulant (z. B. Hausarzt; Psychiater, ärztliche bzw. psychologische Psychotherapie, Tagesstrukturierung, Soziotherapie) Stationär (psychiatrische Abteilung, Klinik, Depressionsstation)
Biologische Therapie	– Psychopharmaka (Antidepressiva) – Lithium-Prophylaxe, Valproinsäure, Carbamazepin, Lamotrigin – Schlafentzug (sog. Wachtherapie) – Lichttherapie – Elektrokrampftherapie (umstritten)
Psychotherapie	– Tiefenpsychologische Kurz-, Fokaltherapien, selten klassische Psychoanalyse – Kognitive Verhaltenstherapie – Interpersonelle Psychotherapie – Familientherapie, Angehörigenarbeit – Psychoedukation (Betroffene, Angehörige)
Soziotherapeutische Ansätze	– Angehörigenarbeit – Zusammenarbeit mit Selbsthilfegruppen – Sozialarbeit (Altenheim, Arbeit, Rente) – Arbeitsplatz, auf die Lebenssituation bezogene Arbeit
Weitere Therapieformen	– Ergotherapie, Kunst- und Maltherapie – Musiktherapie – Sport- und Bewegungstherapie, Körpertherapie – Entspannungsmethoden – Massagen, Gymnastik

8

Medikamente in der Depressionsbehandlung

Wenn man von „Medikamenten in der Depressionsbehandlung" spricht, meint man „Psychopharmaka", d.h. Antidepressiva, Tranquilizer und Hypnotika (Schlafmittel), Neuroleptika, sowie so genannte Phasenprophylaktika, d.h. Medikamente wie Lithium, Valproinsäure (Valproat), Carbamazepin oder Lamotrigin, die das Wiederauftreten einer depressiven Erkrankungsphase bzw. depressiv-manisches Schwanken verhüten (deshalb von „Prophylaxe" abgeleitet) sollen.

> **Beispiel**
>
> **Frau P.**
> Die 42-jährige Kindergärtnerin, Mutter zweier Kinder, die nach einem schweren Suizidversuch in einer tiefen Depression stationär behandelt werden musste, erzählt am Ende ihres Klinikaufenthalts ihrem Therapeuten: „Immer wenn ich zu Ihnen gekommen bin, habe ich mir überlegt, was ich sagen soll, und es war immer das gleiche; ich habe mich immer wiederholt, und so leer war es auch in meinem

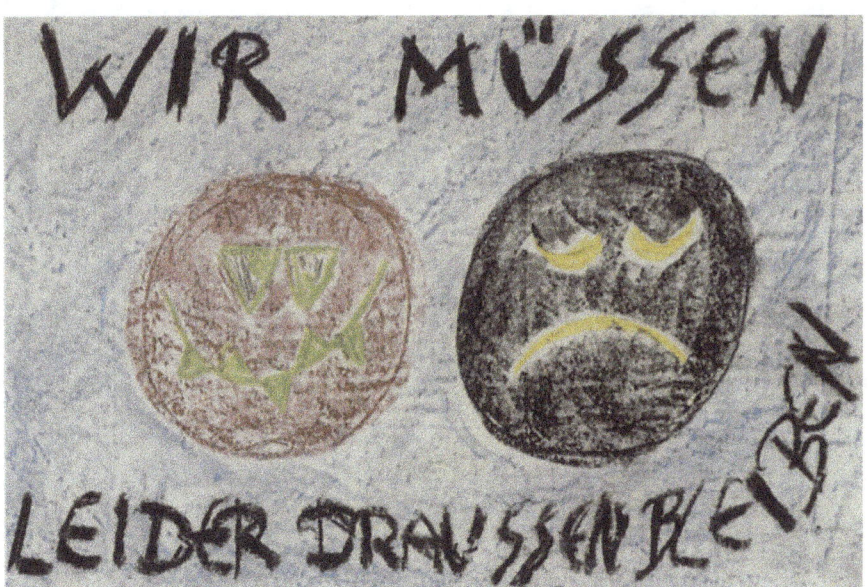

Die Behandlung mit Medikamenten sperrt Manie und Depression aus.

Kopf. Es hat mir geholfen, was Sie mir gesagt haben, es sei etwas an der Unterfläche, die Möglichkeit der Besserung, ich solle die Hoffnung nicht verlieren, ich müsse Geduld haben, es sei etwas unter der Oberfläche, es sei noch nicht alles verschüttet, es brauche Zeit hervorzukommen. Es ging mir immer ganz gut nach dem Gespräch, aber es war nur von kurzer Dauer, und es veränderte nichts. Erst als die Medikamente wirkten, hatte ich das Gefühl, Ihre Worte können in mich eindringen, und es wurde mir leichter."

Beispiel

Frau Q.
Frau Q., 49 Jahre alt, Hausfrau, deren Gedanken sich in ihrer Depression um Schuldideen drehten, die nachts wach lag und grübelte, beschrieb den Effekt von Medikamenten folgendermaßen: „Die erste Zeit war ich nur immer müde, was unangenehm war, vor allem tagsüber, allerdings konnte ich nachts schlafen. Auch die Unruhe war etwas besser. Irgendwann merkte ich dann, dass meine Gedanken nicht mehr wie ein Strudel immer um das gleiche kreisten, sondern dass ich auch einmal etwas anderes sagen oder denken konnte, als nur immer über mein Versagen. Ich hatte das Gefühl, die Medikamente blockieren in meinem Kopf das Kreisen, das Grübeln, das war ein seltsames Gefühl, aber es erleichterte mich."

Beispiel

Herr R.
Der 29-jährige Koch wurde in einer akuten Beziehungskrise zu seiner hochschwangeren Frau wegen akuter Suizidideen in die Klinik eingewiesen. Er hatte das Gefühl, an allem schuld zu sein, die Familienplanung nicht richtig organisiert zu haben, keinen Überblick mehr über die Finanzen zu haben, litt unter Ängsten, ob er auch alle versorgen könne, wenn die Frau dann nicht mehr arbeiten könnte wegen des Neugeborenen. Weihnachten stand vor der Tür, und er wollte seinen Patenkindern Geschenke machen, er hatte das Gefühl, niemand könne ihm mehr helfen, wusste nicht mehr ein noch aus. Mit den Medikamenten ginge die Depression, könne er schlafen, die Gedanken seien etwas geordneter, weil er nicht mehr so aufgeregt sei; er fühle sich innerlich ruhiger, und die Angst sei auch eher etwas im Hintergrund, der Appetit sei auch wieder da.

Was sind und wie wirken Antidepressiva?

Sicherlich ist es für den einzelnen depressiv Kranken schwierig, den Einfluss von Antidepressiva auf seine Symptomatik und sein Befinden zu beschreiben, denn dies würde eine distanzierte Beobachtung voraussetzen, die in der depressiven Einengung kaum möglich ist. Diese ist erst am Ende einer Behandlung oder in einem etwas gebesserten Zustand möglich. Allerdings ist das subjektive Erleben von medikamentöser Wirkung durchaus wichtig, weil es die Grundeinstellung zur antidepressiven Medikation verdeutlicht. Und die sollte beim Patienten positiv sein. Information und Aufklärung sind heute ärztliche Pflicht.

Ärzte sollten dann nicht nur nach den Nebenwirkungen fragen, sondern auch danach, wie Patienten die eingenommene chemische Substanz für sich selber, hinsichtlich ihres Krankheitskonzeptes, ihres Bewältigungskonzeptes der Krankheit, hinsichtlich ihres Erlebens der Wirkung beurteilen. Denn die Patienten spüren die Veränderung; und ihre subjektive Beurteilung der Besserung oder Verschlechterung einzelner Symptome sowie des gesamten Befindens sind ernst zu nehmen und häufig zutreffender und wichtiger für die Compliance und die Zufriedenheit mit der medikamentösen Therapie als sog. objektive Daten, wann welche Symptombesserung eintreten sollte.

In dem Moment, in dem ein Patient ein Antidepressivum zur Behandlung seiner Erkrankung einnimmt, akzeptiert er auch ein *somatisches Krankheitskonzept*, sozusagen die biologische Seite seiner Depression, die in Worte übersetzt lauten kann: „Ich habe eine Depression, und diese wird behandelt." Der psychotherapeutische Ansatz wäre dagegen ein anderer, er würde die Einsicht beinhalten: „Ich bin depressiv aus bestimmten Gründen, die in meinem Denken, meinem Verhalten, meiner Lebensgeschichte, in belastenden Ereignissen und meiner Einstellung liegen", und die Psychotherapie würde auf die Entwicklung von Verstehen der eigenen Lebens- und Krankheitsgeschichte, auf die Stärkung von eigenen Veränderungsmöglichkeiten und Eigenverantwortlichkeit des Patienten abheben. Beide Konzepte, das Sichbehandelnlassen mit Medikamenten und das aktive Nachdenken als eigenverantwortliche Leistung sollen sich in der Therapie ergänzen.

> In der Behandlung psychischer Störungen werden heute Psychopharmaka eingesetzt. Unter Psychopharmaka versteht man Medikamente, die auf die Psyche, die seelische Befindlichkeit einwirken, indem sie die Erregungsbildung und Informationsübertragung im zentralen Nervensystem, hier dem Gehirn, beeinflussen.

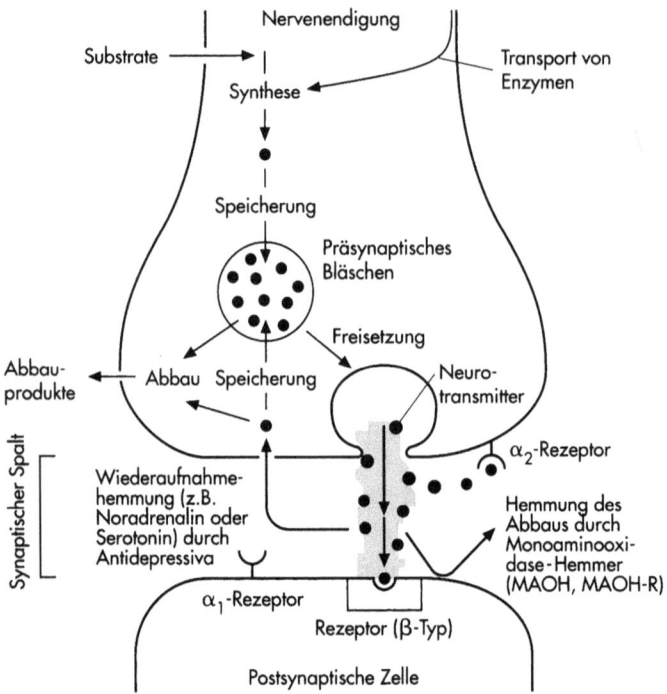

Abb. 5. Schematische Darstellung einer Synapse.

Die neurobiochemische, d. h. biologische Hypothese der Depressionsentstehung weist bestimmten Transmittersubstanzen – hier besonders Noradrenalin und Serotonin – eine bedeutsame Rolle zu. Neurotransmitter wie Serotonin und Noradrenalin dienen der Übertragung eines Nervenreizes, einer Erregung von einer Nervenzelle zur nächsten, von der Präsynapse zur Postsynapse (Abb. 5). Zwischen diesen beiden Kontaktstellen befindet sich ein feiner Spalt, der synaptische Spalt, in welchen die Neurotransmitter Noradrenalin oder Serotonin ausgeschüttet werden, um dann an der Postsynapse, der Kontaktstelle zur nächsten Nervenzelle sich an einem Rezeptor anzulagern und dort wiederum einen Reiz auszulösen. Ein Mangel an Neurotransmitter, also Serotonin und/oder Noradrenalin, im synaptischen Spalt würde zu einer Störung der Erregungsübertragung von einer auf die andere Nervenzelle führen. Man spricht hier von der Noradrenalin- und/oder Serotonin-Mangelhypothese (z. B. Schildkraut 1965, Coppen 1967). Im synaptischen Spalt erfolgt gleichzeitig, sozusagen als Schutz vor

Übererregung, eine sofortige Wiederaufnahme, eine Rückresorption des Neurotransmitters in die Präsynapse und ein enzymatischer Abbau durch die so genannte Monoaminooxidase. Die daraus ableitbare Logik ist relativ einfach: Ursache des Neurotransmittermangels im synaptischen Spalt könnte dann entweder eine zu starke Rückresorption oder ein zu starker Abbau sein. Folgt man diesem Konzept, dann wären all diejenigen Medikamente antidepressiv wirksam, die für eine Erhöhung des Noradrenalins und/oder Serotonins in der Präsynapse sorgen, damit genügend an der Postsynapse ankommt und die Weiterleitung des Reizes von einem auf das andere Neuron gewährleistet ist. Und genau dies tun die Antidepressiva sowie die so genannten Monoaminooxidase-Hemmer, und zwar in der Hauptsache über zwei Mechanismen:

- Wiederaufnahmehemmung, d.h. Blockade der Rückresorption von Noradrenalin und/oder Serotonin in die Präsynapse. Dies ist der Mechanismus der meisten Antidepressiva, die als Wiederaufnahme-Hemmer bezeichnet werden.
- Blockade des Neurotransmitter-Abbaus durch die Monoaminooxidase-Hemmer (MAOH bzw. heute MAOH-R).

Den depressiv kranken Menschen, der mit einem Antidepressivum behandelt wird, interessiert meist weniger der geschilderte neurobiochemische Mechanismus, sondern er interessiert sich eher für die *klinischen Wirkungen* der angewandten Substanzen. Antidepressiva wirken definitionsgemäß „antidepressiv", d.h. stimmungsaufhellend (thymoleptisch). Man kann die Antidepressiva in eher sedierend-angstlösende auf der einen Seite und eher aktivierend-antriebssteigernde auf der anderen Seite einteilen. Für die Therapie bedeutet das, dass eher sedierende, anfangs dämpfende Antidepressiva bei ängstlich-unruhigen Depressiven (wegen ihrer schlaffördernden Wirkung am besten abends) verwendet werden (oder auch die Kombination eines antriebsneutralen Antidepressivums mit einem Tranquilizer oder einem sedierenden Neuroleptikum (meist ein sog. atypisches wie Quetiapin oder Olanzapin) bis zum Abklingen von Angst und Unruhe), dagegen nicht-sedierende oder gar aktivierende, antriebssteigernde Antidepressiva bei eher gehemmt-apathischen und erschöpft wirkenden Depressiven (morgens, um abendliche Einschlafstörungen zu vermeiden).

> **Wichtige Eigenschaften von Antidepressiva**
>
> 1. Alle Antidepressiva wirken stimmungsaufhellend (antidepressiv, thymoleptisch). Manche dämpfen anfangs (sedierend) und sind angstlösend (anxiolytisch), z. B. Amitriptylin, Trimipramin oder Mirtazapin; andere aktivieren eher und steigern den Antrieb, z. B. Clomipramin, Duloxetin, Venlafaxin, Reboxitin oder Bupropion; andere stehen dazwischen, z. B. Maprotilin, Paroxetin, Fluoxetin, Citalopram, Escitalopram.
> 2. Alle Antidepressiva können oral eingenommen werden; Infusionen sind meist nicht nötig, intramuskuläre Injektionen sind nicht angebracht.
> 3. Antidepressiva sollen einschleichend über 3–5 Tage bis zur therapeutisch wirksamen Dosis eingenommen werden, sedierende Antidepressiva abends, aktivierende morgens.
> 4. Sedierung tritt sehr rasch ein, ebenso Besserung von Schlafstörungen und Unruhe. Die stimmungsaufhellende Wirkung benötigt ca. 14–21 Tage (sog. Latenzzeit), bis sie eintritt.
> 5. Nebenwirkungen sind lästig, aber selten bedrohlich. Die meisten Nebenwirkungen schwinden nach Tagen bis wenigen Wochen.
> 6. Antidepressiva müssen ausreichend dosiert und lange genug (4–6 Monate Akutbehandlung plus 6 Monate nach Besserung zur Rückfallprophylaxe) eingenommen werden.

Nach ihrer chemischen Struktur werden die Antidepressiva in sog. trizyklische, tetrazyklische und neuartige (die keine trizyklische und keine tetrazyklische Struktur aufweisen) eingeteilt (Tabelle 4). Trizyklisch heißt dabei, dass 3 Benzolringe das Hauptgerüst des Antidepressivums darstellen. Tetrazyklisch heißt, dass es 4 Ringe sind, während die selektiven Serotonin-Wiederaufnahmehemmer, Monoaminooxidase-Hemmer oder andere neuartige Antidepressiva unterschiedliche chemische Strukturen aufweisen.

Die *trizyklischen* Antidepressiva (TZA) sind dabei die ältesten antidepressiven Substanzen und gehen zurück auf das Ende der 50er Jahre vom Schweizer Psychiater Kuhn entdeckte Imipramin. Kuhn hatte diese Substanz, die sozusagen als Nebenprodukt eines Neuroleptikums (Medikamente, die im Wesentlichen bei der Behandlung schizophrener Psychosen verwendet werden) entstanden ist, von der entsprechenden Pharmafirma zur Erprobung bei chronisch schizophrenen Patienten erhalten und beobachtet, dass diese unter anderem eine Aufhellung ihrer Stimmungslage

Tabelle 4. Gruppen von Antidepressiva und ihre Wirkungen auf Neurotransmittersysteme

Gruppe	Transmitter
Trizyklische Antidepressiva (TZA) z. B. Amitriptylin, Clomipramin, Trimipramin	Noradrenalin, Serotonin
Tetrazyklische Antidepressiva (TEZA) Maprotilin, Mianserin	Noradrenalin
Selektive Serotonin – Wiederaufnahmehemmer (SSRI) Fluoxetin, Fluvoxamin, Paroxetin, Citalopram, Sertralin, Escitalopram	Serotonin
Monoaminooxidase-Hemmer (MAOH-R) Moclobemid	Reversible Hemmung der Monoaminooxidase A
Andere neuartige Antidepressiva Venlafaxin Duloxetin Mirtazapin Reboxetin Bupropion Agomelatin	Noradrenalin, Serotonin Noradrenalin, Serotonin, Serotonin, Noradrenalin Noradrenalin Noradrenalin, Dopamin anderer Wirkmechanismus (5-HT2c-Rezeptor, Melatonin)

sowie eine Zunahme an Antrieb und Aktivität zeigten. Er schloss daraus, dass diese Substanz eher bei depressiven Patienten angebracht sei. Dies war der Startschuss für die klinische Anwendung von Antidepressiva und für die Entwicklung des heute zur Verfügung stehenden Repertoirs von antidepressiven Substanzen. Das klassische Imipramin, welches heute noch als Tofranil auf dem Markt ist, jedoch kaum mehr für die Behandlung depressiv kranker Menschen verwendet wird, wurde vielfach abgewandelt und ergänzt, mit dem Ziel, Nebenwirkungen bei erhaltener antidepressiver Hauptwirkung zu vermindern. In der Folgezeit wurden dann die sog. *tetrazyklischen* Antidepressiva (TEZA), Maprotilin und Mianserin, entwickelt.

Kurze Zeit nach der Entdeckung des Imipramins wurden auch die ersten *Monoaminooxidase-Hemmer* gefunden, von denen heute noch in Deutschland das Tranylcypromin (Jatrosom) auf dem Markt ist; es wird von den meisten Psychiatern für die ambulante Behandlung depressiv Kranker heute jedoch wegen des hohen Nebenwirkungsrisikos, der Ge-

Tabelle 5. Antidepressiva (Auswahl)

Chemische Kurzbezeichnung	Handelsname (Beispiel)	Übliche Tagesdosis [mg]	Klinische Wirkung
Amitriptylin	Saroten	75–150	Sedierend, angstlösend
Doxepin	Aponal	50–300	Sedierend, angstlösend
Trimipramin	Stangyl	100–400	Sedierend, angstlösend
Clomipramin	Anafranil	50–150	Antriebssteigernd
Maprotilin	Ludiomil	75–150	Leicht sedierend
Mianserin	Tolvin	30–90	Sedierend, angstlösend
Fluoxetin	Fluctin	20–40	Leicht aktivierend
Fluvoxamin	Fevarin	50–200	Leicht aktivierend
Paroxetin	Seroxat	20–40	Antriebsneutral
Citalopram	Cipramil	20–40	Antriebsneutral
Escitalopram	Cipralex	10–30	Antriebsneutral
Sertralin	Zoloft, Gladem	50–200	Antriebsneutral
Venlafaxin	Trevilor	75–150	Aktivierend
Duloxetin	Cymbalta	30–60	Aktivierend
Mirtazapin	Remergil	15–90	Sedierend, angstlösend
Reboxetin	Edronax	4–10	Aktivierend
Bupropion	Elontril	75–300	Aktivierend
Moclobemid	Aurorix	300–600	Aktivierend
Agomelatin	Valdoxan	25–50	Sedierend, angstlösend

fährlichkeit der Nebenwirkungen und der einzuhaltenden Diätvorschriften abgelehnt. In der Zwischenzeit kam es jedoch zur Entwicklung eines neuen Monoaminooxidase-Hemmers, der als RIMA (reversible Inhibition, d.h. Hemmung, der Monoaminooxidase A) bezeichnet wird; derzeit gibt es davon ein Produkt, das Moclobemid, auf dem Markt. Der

Vorteil dieser Substanz ist, dass durch Veränderung des chemischen Angriffspunktes die gefährlichen Nebenwirkungen der klassischen MAOH wegfallen.

Die klassischen trizyklischen Antidepressiva, z. B. Amitriptylin (u. a. Saroten) oder Clomipramin (auf dem deutschen Markt als Anafranil), Doxepin (auf dem Markt als Aponal), um nur einige zu nennen, hemmen die Wiederaufnahme sowohl von Noradrenalin als auch von Serotonin. Von den tetrazyklischen Antidepressiva zeigt das inzwischen ebenfalls klassische Maprotilin (auf dem Markt u. a. als Ludiomil) eine selektive Wirkung nur auf die Noradrenalin-Hemmung. Die neueren selektiven Substanzen hemmen die Wiederaufnahme von Serotonin und werden deshalb international als selektive Serotonin-Wiederaufnahme-Hemmer (SSRI = selective serotonin reuptake inhibitor) bezeichnet. Auf dem deutschen Markt sind derzeit die Substanzen Fluvoxamin als bisher älteste (Fevarin), Fluoxetin (Fluctin), Paroxetin (Seroxat), sodann Citalopram (Cipramil), Cipralex (Escitalopram) und Sertralin (Zoloft) verfügbar. Mitazapin (Remergil) als sedierend-anxiolytisches Antidepressivum ist serotonerg und noradrenerg orientiert. Oder sie hemmen die Wiederaufnahme von Noradrenalin; vor kurzem kam hier nach Reboxetin (Edronax) das Bupropion (Elontril) auf den Markt. Agomelatin als derzeit neuestes Antidepressivum verfügt über einen neuartigen Mechanismus. In Tabelle 5 sind derzeit in Deutschland erhältliche und häufig verordnete antidepressive Substanzen aufgelistet.

Was ist in Bezug auf die Besserung der Symptomatik zu erwarten?

Grundsätzlich sollen Antidepressiva die Stimmung stabilisieren und heben, sie sollen entweder Getriebenheit und Unruhe dämpfen oder Hemmung und Antriebslosigkeit normalisieren, dabei auch Angst lösen, Schlaf-, Appetit- und Libidostörungen verbessern und die Einengung des Denkens „lockern" helfen. Dabei tritt z. B. die Sedierung sehr rasch, bereits kurze Zeit nach Einnahme der Medikamente ein, ebenso die Besserung von Schlafstörungen und Unruhe mit Hilfe von sedierenden Antidepressiva; die stimmungsaufhellende Wirkung selbst benötigt 14–21 Tage, was als Latenz bezeichnet wird. Dies lässt vermuten, dass Antidepressiva Heilungsprozesse anstoßen, die eine gewisse Zeit benötigen, bis sie eintreten.

Bei einer nicht durch zusätzliche Belastungsfaktoren (z. B. körperliche Erkrankung, schwierige Problemsituation, Persönlichkeitsstörung, soziale Probleme) erschwerten Depression kann man in 8–12 Wochen bei etwa 60–75 % der Patienten mit einer guten Symptombesserung rechnen.

Antidepressiva werden üblicherweise in Tablettenform eingenommen. Dabei beginnt man mit niedrigen Dosierungen, die über 3–5 Tage hinweg bis zur therapeutisch wirksamen Dosis erhöht werden; das „Einschleichen" einer Medikation ist genauso wichtig wie beim Absetzen das „Ausschleichen"; schließlich handelt es sich um unser Gehirn, das ein Medikament annehmen muß. Man weiß heute, dass das Medikament einen gewissen Spiegel im Blut erreichen muss, damit überhaupt genug davon bis ins Gehirn kommt. Es wäre falsch, aus Scheu vor der chemischen Substanz oder Angst vor „Abhängigkeit" eine zu niedrige Dosierung zu wählen. Die Behandlung muss auch lange genug dauern, wobei man heute für die Behandlung einer „üblichen", also nicht durch Komplikationen verstärkten Depression mit einer *Akutbehandlungsdauer* von 4–6 Monaten rechnet, bis eine deutliche Symptombesserung eingetreten ist; diese muss mindestens 8 Wochen andauern. Danach folgt über weitere 6 Monate entweder in gleicher oder in einer reduzierten Dosierung die so genannte *Erhaltungstherapie* bzw. Verschlechterungsprophylaxe. Insgesamt braucht eine „übliche" komplikationslose Depressionsbehandlung (Antidepressiva plus Psycho- und Soziotherapie) 8–12 Monate.

Beispiel

Herr S.
Herr S., ein agitiert-ängstlicher depressiver Patient wird von seinem Psychiater mit Amitriptylin oder mit Maprotilin behandelt. Begonnen wurde mit 50 mg Amitriptylin oder Maprotilin am Abend, das dann innerhalb einer Woche auf 75 mg zur Nacht und 75 mg morgens (d. h. 150 mg/Tag) gesteigert wurde. Die sedierende Wirkung ist anfangs sehr stark und klingt dann nach 2–3 Wochen ab. Nach etwa 4–6 Wochen ist die Symptombesserung deutlich, nach 4 Monaten Behandlung ist eine sehr gute Symptomreduktion erreicht, die mehrere Wochen stabil bleibt. Nun folgt die Erhaltungstherapie bzw. Verschlechterungs- oder Rückfallprophylaxe. Der Psychiater kann die Dosis – sofern keine Verschlechterung eintritt – etwa auf die Hälfte der bisherigen reduzieren. Er kann die Dosierung aber auch beibehalten, und sie dann gegen Ende der Therapie allmählich reduzieren. Das Absetzen der Antidepressiva erfolgt schrittweise über Wochen hinweg. Insgesamt muss Herr S. so ca. 8–10 Monate lang Antidepressiva einnehmen.

Behandlungsverlauf

Der Verlauf einer Besserung unter der Therapie mit einem Antidepressivum lässt sich mit Hilfe von Fragebogen einschätzen (s. Tabelle 6). Grundsätzlich unterscheidet man zwei Typen von Fragebogen, nämlich Fremdbeurteilungsskalen und Selbstbeurteilungsskalen. Fremdbeurteilungsskalen werden nicht vom Patienten, sondern üblicherweise von einem Therapeuten oder von anderen Beobachtern ausgefüllt. Fremdbeurteilungsskalen erlauben nur eine beschränkte Aussage über die subjektive Befindlichkeit und das jeweilige Leidensmaß, vor allem aber keine Aussage über einer Depression möglicherweise zugrunde liegende Konflikte, Belastungen, negative Lebensereignisse usw. Dafür sind sie jedoch auch nicht gedacht.

Abbildung 6 zeigt einen Therapieverlauf, gemessen mit der *Hamilton-Depressionsskala* (s. CIPS 1986), einem Fragebogen, der vom jeweiligen Therapeuten (Arzt, Psychologe) oder anderen Beobachtern ausgefüllt wird. Der Bogen besteht aus 17 bzw. in der erweiterten Fassung 21 oder 24 Fragen

Tabelle 6. Häufig verwendete Depressionsfragebogen. (Aus CIPS 1986)

Fragebogen	Fragebogentyp	Verwendung
Hamilton-Depressionsskala (HAMD)	Fremdbeurteilungsskala mit 17, 21 oder 24 Fragen; am weitesten verbreitet	Messung der Depressionsschwere und Verlaufsbeurteilung
Montgomery-Asberg-Depressionsskala (MADRS)	Fremdbeurteilungsskala	Verlaufsmessung bei Antidepressivatherapie
Selbstbeurteilungsskala für Depression nach Zung (SDS, Self-Rating Depression Scale)	Selbstbeurteilungsskala mit 20 Fragen/Feststellungen zur depressiven Symptomatik	Messung der Depressionsschwere und Verlaufsbeurteilung
Beck-Depressionsinventar (BDI)	Selbstbeurteilungsskala mit 21 Feststellungen zur Depressionssymptomatik und insbesondere zu depressiven Denkstilen und -inhalten	Subjektive Schweregradbeurteilung, Verlaufsbeschreibung (auch über längere Zeit)
Befindlichkeitsskala nach von Zerssen (Bf-S)	Selbstbeurteilungsskala mit 28 Gegensatzpaaren	Messung der aktuellen subjektiven Befindlichkeit, Verlaufsbeschreibung (auch bei anderen Störungen)

(so genannte Items), in denen z. B. die vorliegende Stimmung, der Schlaf, psychische oder körperlich erlebte Angst, Arbeitsfähigkeit, Hemmung und Agitiertheit, Erregung, depressive Denkinhalte wie Schuldgefühle, hypochondrische Befürchtungen, Depersonalisation und Derealisation, Misstrauen und Beziehungsideen bzw. Wahnsymptomatik abgefragt werden. In der auf 24 Items erweiterten Fassung wird auch nach Aspekten der Depression wie Hilflosigkeit (schwerste Ausprägung: „Braucht Hilfe bei Kleiden, Kämmen, Essen, persönlicher Hygiene, und um zugewiesene Pflichten zu erfüllen"), Hoffnungslosigkeit (z. B. die Äußerung von Enttäuschung, von Pessimismus über die Zukunft) und Wertlosigkeitsgefühlen (z. B. Äußerung, ein schlechter Mensch, minderwertig zu sein, bis zum Wertlosigkeitswahn) gefragt. Bei den meisten Items ist eine Bewertung von 0 (= nicht vorhanden) bis 4 möglich. Je höher dann der Summenwert aller Items liegt, desto schwerer ist die Depression. So wurde in der Abbildung der Depressionsverlauf an den Behandlungstagen 1, 7, 14 und 21 gemessen und als Summe aller Werte dargestellt. Die Summenwerte nehmen von Behandlungstag 1 bis Behandlungstag 21 von über 30 auf etwa 17 ab und zeigen damit eine deutliche Besserung.

Die Selbstbeurteilungsskalen werden von den betroffenen Depressiven selbst ausgefüllt. Am bekanntesten geworden sind hier die *Selbstbeurteilungs-Depressions-Skala* (SDS) von Zung (CIPS 1986) sowie das *Beck-De-*

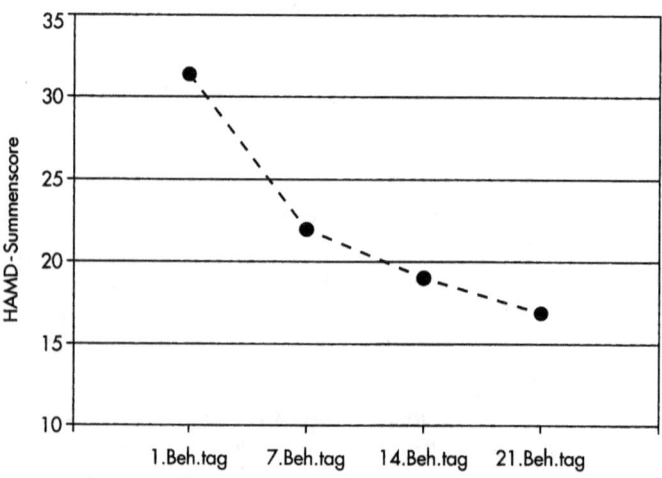

Abb. 6. Depressionsverlauf unter antidepressiver Medikation über 21 Tage, gemessen mit der Hamilton-Depressionsskala an 62 Patienten. (Barg 1994, unveröffentlicht).

pressionsinventar (BDI). Die SDS enthält 20 Behauptungen, bei denen der Patient sich entscheiden muss, ob und wie oft die angesprochenen Symptome und Beschwerden bei ihm vorgekommen sind. Es wird z. B. gefragt nach Bedrücktheit, Schwermut und Traurigkeit, nach dem Auftreten plötzlichen Weinens, nach Gewichtsabnahme, grundloser Müdigkeit, nach der Fähigkeit, noch Entscheidungen zu treffen, oder nach der Beurteilung des eigenen Lebens und der eigenen Person (z. B. „Ich sehe voller Hoffnung in die Zukunft"), wobei die Möglichkeit der Beurteilung zwischen „nie" oder „selten", „manchmal", „oft" und „meistens" oder „immer" besteht.

Am häufigsten wird zur Selbstbeurteilung einer Depression das *Beck-Depressionsinventar* verwendet, das von dem amerikanischen Psychiater und Psychotherapeuten Aaron T. Beck entwickelt wurde (dazu liegt eine deutsche Weiterentwicklung vor). Dieses enthält 21 Feststellungen zur Depressionssymptomatik, wie herabgesetzte Stimmung, Entschlussfähigkeit, Interesse an der Umgebung und anderen Menschen; zu vegetativen Symptomen, wie Appetit bzw. Appetitverlust und Gewichtsabnahme, Verlust des sexuellen Interesses oder gestörter Schlaf. Das Besondere am Beck-Depressionsinventar besteht darin, dass es insbesondere depressive Denkstile abfragt, also die subjektive Einschätzung der Zukunft, der eigenen Person und Leistungsfähigkeit, der Zufriedenheit oder Unzufriedenheit mit sich selbst, das Vorliegen von Schuldgefühlen, das Interesse an anderen Menschen.

Beck (1967) und die Arbeitsgruppe um ihn (Beck et al. 1981) haben in ihrem Konzept der Depressionsentstehung und Aufrechterhaltung dem „depressiven Denken" besondere Bedeutung zugewiesen. Nach Beck (1967) sind der depressiv strukturierte Mensch und der depressiv Kranke durch eine erhöhte Neigung gekennzeichnet, die eigene Person, die eigene Leistungsfähigkeit, die Wertschätzung durch andere, sodann die eigene Umwelt oder die persönliche Zukunft negativ zu beurteilen. Diese Denkschemata, die in starker Ausprägung Kennzeichen einer schweren akuten Depression sind, werden im Beck-Depressionsinventar abgefragt und hinsichtlich ihrer Ausprägung („Schweregrad") mit 0 bis 3 Punkten bewertet. So würde z. B. ein Mensch, der sich im Item Leistungsfähigkeit als problemlos einschätzt, 0 Punkte erhalten, während er bei der Einschätzung, ein völliger Versager in der Familie, der Partnerschaft und am Arbeitsplatz zu sein, die Höchstpunktzahl von 3 erreichen würde. Der große Vorteil des Beck-Depressionsinventars besteht also darin, dass es typische depressive Denkstile und Einstellungen zur eigenen Person, Zukunft und Leistungsfähigkeit erfasst und damit auf Symptome und depressives Denken abhebt, die z. B. in der Psychotherapie bearbeitet werden-. Das Beck-Depressionsinventar wird deswegen häufig zur Effizienzprüfung und Verlaufsmessung bei Psychotherapieverfahren verwendet und weniger zur Verlaufsmessung bei der medikamentösen Therapie.

Hingewiesen werden soll noch auf die *Befindlichkeitsskala* von *v. Zerssen* (CIPS 1986), die vor allem im deutschsprachigen Raum Verwendung findet, wenn die aktuelle Befindlichkeit häufig, z. B. täglich, gemessen werden soll. Die Befindlichkeitsskala hat 28 Gegensatzpaare von Eigenschaftswörtern, wobei die Patienten jeweils die Eigenschaft ankreuzen sollen, die ihrem aktuellen Zustand entspricht. Die Befindlichkeitsskala wird in der Verlaufsbeurteilung bei Depressionsbehandlungen, aber auch in der Verlaufsbeobachtung bei anderen Störungen psychischer und auch körperlicher Art eingesetzt.

Da es bei der Depression um affektive, kognitive und vegetative Symptome geht, also Besserung sich auf der Ebene von Stimmung, körperlich-somatischem Befinden, depressivem Denken und Verhalten abzeichnen sollte, werden häufig zur Verlaufsbeobachtung Fremd- und Selbstbeurteilungsskalen kombiniert, wie z. B. die Hamilton-Depressionsskala und das Beck-Depressionsinventar. Beide Fragebögen gehören heute zum Standard wissenschaftlicher Untersuchungen der Depressionstherapie.

Ziele der medikamentösen Therapie

Nach diesem Exkurs zur Beobachtung des Behandlungsverlaufs mittels Depressionsfragebogen sei nochmals zusammengefasst, welche *Ziele mit der medikamentösen Therapie der Depression* erreicht werden sollen:

Global strebt die Therapie mit *Antidepressiva* eine Linderung der akuten Depressionssymptome an, wobei Symptome wie Schlaflosigkeit, Angst, Unruhe und Getriebenheit, Grübeln und Gedankenkreisen häufig, insbesondere bei der Verwendung von sedierenden Antidepressiva bzw. von Antidepressiva in der Kombination mit einem Tranquilizer, am raschesten auf die Behandlung ansprechen. Dies ist auch wichtig, denn Grübeln, Angstzustände und Schlafstörungen beeinträchtigen das Befinden der Betroffenen massiv. Die Stimmungsaufhellung im engeren Sinne, also die Verbesserung der Herabgestimmtheit, die Stabilisierung von Stimmungsschwankungen tritt meist erst später ein, nämlich ab der zweiten, dritten Behandlungswoche, sofern der Verlauf nicht durch Lebensereignisse, Beziehungsprobleme oder andere Aspekte, die die Depression aufrecht erhalten können, kompliziert wird. Einige der klassischen tri- und tetrazyklischen Antidepressiva, wie z. B. Amitriptylin und seine Derivate oder Doxepin, Trimipramin, Mianserin und Maprotilin, wirken sowohl sedierend als auch angstlösend, was vorteilhaft sein kann, sich aber bei ambulanter Behandlung z. B. in Bezug auf Verkehrstüchtigkeit und Reaktionsvermögen einschränkend auswirken kann. Neuere Antidepressiva, wie z. B. Fluoxetin, Paroxetin, Escitalopram, Sertralin, Venlafaxin, Reboxetin, Bupropion, Agomelantin haben primär keine sedierenden Eigenschaften, und nur zum Teil anxiolytische Wirkungen. Deswegen müssen sie bei ängstlich-unruhigen Patienten öfter mit einem *Tranquilizer* oder einem sedierend-dämpfenden *Neuroleptikum* kombiniert werden. Dafür haben sie den Vorteil, Reaktionsfähigkeit und Verkehrstüchtigkeit nicht zu beeinträchtigen. Das Antidepressivum Mirtazapin dagegen hat dämpfende (sedierende) und angstlösende (anxiolytische Wirkung) und eignet sich so besonders bei Depressionen mit Ängsten, Anspannung, Unruhe, Schlafstörungen; die Einnahme zur Nacht (in eher niederer Dosierung) ist deshalb zu empfehlen.

Antidepressiva werden in der Hauptsache bei Depressionen mit einem typisch ausgeprägten depressiven Syndrom eingesetzt. Daneben haben sie in den letzten Jahren auch neuere Anwendungsbereiche gefunden. Dies gilt z. B. für die Pharmakotherapie von Zwangsstörungen, von Panikattacken oder phobischen Störungen; aber auch in der Behandlung chronischer Schmerzzustände, z. B. in der Kombination mit Analgetika bei Krebspatienten, oder in der Entzugsbehandlung, z. B. bei Drogenabhängigen, finden Antidepressiva erfolgreich Anwendung. Dabei scheint vor allem den neueren selektiven Serotonin-Wiederaufnahmehemmern bei der Pharmakotherapie von Zwangs- und Angststörungen besondere Bedeutung zuzukommen.

Nebenwirkungen

Alle Medikamente, die Wirkung haben, haben auch Nebenwirkungen, wenngleich in unterschiedlicher Häufigkeit. Dieser Grundsatz gilt auch für

Antidepressiva. Die klassischen tri- und tetrazyklischen Antidepressiva weisen am häufigsten folgende Nebenwirkungen auf:

- wdie einerseits erwünscht, anderseits als lästige Nebenwirkung empfunden werden kann;
- Überaktivierung, die als innere Unruhe mit Einschlafstörungen und nächtlicher Überwachheit bewertet werden kann;
- so genannte Akkomodationsstörungen, d. h. Störungen der Feineinstellung der inneren Augenmuskeln, die der Einstellung des Auges von Weit- auf Nahsicht bzw. umgekehrt dienen;
- Mundtrockenheit, dadurch Sprechschwierigkeiten, d. h. die Unterdrückung der Speichelproduktion im Mundbereich (reversibel nach ca. 3–4 Wochen), wobei allerdings auch insgesamt eine geringe Anfeuchtung der Schleimhäute (z. B. im Genitalbereich) Probleme bereiten kann.

Wegen der depressiven Symptomatik und der Nebenwirkungen sind die meisten Menschen zu Beginn der Depressionsbehandlung fahruntüchtig. Ein unbehandelter Depressiver ist allerdings in Bezug auf seine *Verkehrstüchtigkeit* als gestörter einzuschätzen als ein mit Antidepressiva erfolgreich behandelter Patient. Die Rechtsprechung vertritt hier unterschiedliche Auffassungen.

Die Akkomodationsstörung bessert sich in der Regel nach 3–6 Wochen bzw. nach Reduktion des Medikamentes, sodass keine Brille verordnet werden muss.

Weitere Nebenwirkungen sind: Störungen beim Wasserlassen durch Erhöhung der Muskelspannung im Blasenschließmuskel; Obstipation, die jedoch gleichzeitig ein Symptom der Depression sein kann; Gefahr eines Glaukomanfalls bei bereits bestehendem Glaukom (grüner- Star) durch erhöhten Augeninnendruck (sehr selten). Häufig wird auch eine geringgradige Erhöhung der Herzfrequenz über 2–3 Wochen hinweg beobachtet, die manchmal als unangenehmes „Herzklopfen" empfunden wird. Alle anderen Nebenwirkungen der tri- und tetrazyklischen Antidepressiva (z. B. Störung der Bildung von weißen Blutkörperchen durch Mianserin, Erniedrigung der Krampfschwelle durch nahezu alle Antidepressiva, allergische Reaktionen usw.) sind eher selten.

Kommt es, z. B. bei alten Menschen oder bei einer zu raschen und zu hohen Dosiserhöhung, zu überhöhten Serumspiegeln, dann treten Symptome wie Verwirrtheit, Desorientiertheit, Unruhe auf. Der Arzt muss dann das Antidepressivum sofort absetzen. Im Elektrokardiogramm findet man bei Einnahme von trizyklischen Antidepressiva manchmal Rhythmusstörungen. Diese sog. kardiotoxischen Nebenwirkungen sind nur bei vorgeschädigtem Herzen, z. B. nach Herzinfarkt, gefährlich; bei einem Menschen mit einem gesunden Herzen sind durch Antidepressiva bewirkte Herzrhythmusstörungen geringeren Ausmaßes selten bedrohlich.

Bei den *selektiven Serotonin-Wiederaufnahmehemmern* muss man mit anderen Nebenwirkungen rechnen: Am bekanntesten ist hier die Übelkeit, die in den ersten beiden Wochen auftreten kann, danach jedoch wieder schwindet. Auch sexuelle Störungen – Libidoreduktion, Orgasmusstörungen – werden berichtet, sind im Einzelfall von der Dosis bzw. dem Medikament abhängig. Kopfschmerzen, Schwindelgefühle, zeitweise innere Unruhe, Einschlafstörungen können weitere Nebenwirkungen bzw. unangenehme Begleiterscheinungen sein, die insbesondere in der ersten Zeit oder bei Dosiserhöhung auftreten. Selektive Serotonin-Wiederaufnahmehemmer oder auch Antidepressiva wie Duloxetin, Venlafaxin oder Mirtazapin sind besonders geeignet für die Behandlung depressiver Menschen, die aufgrund einer internistischen Erkrankung nicht mit den klassischen tri- oder tetrazyklischen Antidepressiva behandelt werden dürfen. Dabei wird heute auf die Beachtung von Wechselwirkungen zwischen Antidepressiva und anderen Medikamenten, z.B. gegen Herzerkrankungen Wert gelegt.

> Die Antidepressiva haben einen bedeutsamen Fortschritt in der Therapie depressiver Erkrankungen bewirkt und sind heute aus der Depressionsbehandlung nicht mehr wegzudenken. Genauso wie ein depressiv kranker Mensch Anspruch auf eine seiner Situation und Erkrankung angepasste Psychotherapie hat, hat er auch Anspruch auf eine adäquate und kunstgerechte antidepressive Medikation. Heutige Antidepressiva sind „sozial verträglich", d.h., man sieht sie einem depressiv Kranken nicht mehr an.

Tranquilizer und Schlafmittel in der Depressionsbehandlung

Sogenannte Beruhigungsmittel (Tranquilizer) und Schlafmittel (Hypnotika) spielen eine begrenzte Rolle in der Behandlung depressiv kranker Menschen.

Die erwünschten Wirkungen von Tranquilizern und Hypnotika sind Entspannung, Beruhigung, Angstlösung, Herbeiführung von Schlaf, emotionale Distanzierung, Dämpfung depressiven oder auch schizophren-psychotischen Erlebens; in der Neurologie werden Tranquilizer auch zur Muskelentspannung bzw. in der Epilepsiebehandlung eingesetzt. Die Hauptgruppe dieser Medikamente stellen die *Benzodiazepine*. Mit dem Ziel der Angstlösung werden heute auch gerne die (Nicht-Benzodiazepine) Buspiron bzw. Opipramol verwendet. Die früher häufig verwendeten Barbiturate (z. B. Pentobarbital oder Phenobarbital) oder die Bromide (z. B. Magnesiumbromid) sollten heute als Schlaf- oder Beruhigungsmittel nicht mehr verordnet werden.

Die bekanntesten Benzodiazepin-Tranquilizer sind das Chlordiazepoxid bzw. das Diazepam, welches als Valium weltbekannt wurde. In der Depressionsbehandlung wurden im letzten Jahrzehnt häufig das Bromazepam, das Lorazepam oder das Alprazolam zur Sedierung und zur Angstlösung verwendet. Als Schlafmittel aus der Benzodiazepin-Reihe werden vor allem Oxazepam oder Flunitrazepam verwendet.

Als Beispiel für ein älteres, heute noch eingesetztes Schlafmittel, sei das klassische Chloralhydrat genannt; auch spielen pflanzliche Sedativa, meist Kombinationen von Baldrian, Melisse und Hopfen sowie Johanniskraut usw. vor allem bei leichteren, depressiv gefärbten Befindlichkeitsstörungen in der Allgemeinmedizin eine Rolle. Neuere Schlafmittel, die bezüglich Abhängigkeitsentstehung, Gewöhnungspotential und Entzugsproblemen günstiger sind als die klassischen Benzodiazepin-Tranquilizer und -hypnotika, wären z. B. Zopiclon, Zaleplon oder Zolpidem, die nicht zur Benzodiazepin-Gruppe gehören.

Welche Rolle spielen nun die genannten Benzodiazepin-Tranquilizer bzw. die Schlafmittel in der Depressionsbehandlung? Da die meisten Depressionspatienten unter *Schlafstörungen* leiden, werden häufig, insbesondere zu Beginn der Behandlung, Schlafmittel zusätzlich eingesetzt. Nur kurzzeitig wirkende Schlafmittel werden bei Einschlafstörungen angewendet. Kann ein depressiv Kranker gut einschlafen, wacht dann aber früh morgens um 2 oder 3 Uhr auf, leidet also unter verkürztem Schlaf und morgendlichem Früherwachen, sind kurzzeitig wirkende Schlafmittel ineffektiv, und man muss eher an Schlafmittel mit mittellanger Halbwertszeit, die etwa 4–6 Stunden wirksam sind, denken. In der Regel sollten die Schlafmittel nicht länger als 3–4 Wochen eingenommen werden; das Absetzen sollte schrittweise geschehen. Bereits nach 4- bis 6-wöchiger Einnahmedauer kann es sonst beim Absetzen zu Entzugserscheinungen kommen (deshalb immer „Ausschleichen"!).

Ein wesentliches Problem, welches zu Einschlafstörungen führt, ist das Grübeln depressiv Kranker. Wegen des Gefühls der Insuffizienz und der raschen Erschöpfbarkeit neigen manche Depressive auch dazu, am Abend vorzeitig ins Bett zu gehen, so als wollte man auf diese Weise Vitalität, neue Kraft tanken und auch gestörten Schlaf der letzten Zeit nachholen. Dass dies nicht möglich ist, dass durch vorzeitiges Zubettgehen eher zusätzliche Einschlafstörungen entstehen, der Schlaf-Wach-Rhythmus verschoben wird, ist Depressiven häufig schwer begreiflich zu machen. Bevor Tranquilizer verordnet werden, sollten die Betroffenen es auf alle Fälle mit anderen Maßnahmen versuchen: Hinausschieben des Zubettgehens, Entspannungsübungen, pflanzliche Sedativa. Auch die Einnahmezeiten der Antidepressiva sind zu überprüfen: Die sedierenden Antidepressiva (z. B. Trimipramin, Mirtazapin, neuerdings auch Agomelatin) sollten in solchen Fällen erst gegen 22.00 Uhr eingenommen werden, um den schlafanstoßenden Effekt der Medikamente zu nutzen. Nichtsedierende, leicht aktivierende und antriebssteigernde Antidepressiva müssen dagegen morgens und nicht fälschlicherweise im Laufe des Nachmittags oder gar am Abend eingenommen werden, da sie auch zu Einschlafstörungen führen können.

Benzodiazepin-Tranquilizer oder andere *Anxiolytika* wie Buspiron oder Opipramol, als angstlösende und beruhigende Medikamente verwendet, sind in der Therapie von Angststörungen (Phobien, Panikstörungen, angstneurotischen Störungen) und auch in der Depressionsbehandlung einsetzbar. Hier werden sie in der Kombination mit Antidepressiva eingesetzt, wenn der Patient unter einer ausgeprägten inneren Unruhe und Getriebenheit leidet, kaum zur Ruhe kommt oder wenn er akut selbstmordgefährdet ist. Dabei werden Lorazepam und Alprazolam vor allem für die Akutbehandlung verwendet. Ziel des Einsatzes von Benzodiazepin-Tranquilizern und anderen Anxiolytika ist hier die Dämpfung der emotionalen Erregung, die Beruhigung von Angst und Unruhe, die emotionale Distanzierung, die zu diesem Zeitpunkt oftmals nur medikamentös möglich ist. Auch hier darf bei Benzodiazepinen aus der Verwendung in der akuten Krisenintervention für wenige Tage keine Dauermedikation werden.

> Die Bedeutung von Tranquilizern und Hypnotika, Beruhigungs- und Schlafmitteln liegt in der kurzfristigen Herbeiführung von Entspannung, Angstlösung, Dämpfung von Unruhe und Erregtheit sowie in der Herbeiführung von Schlaf. Somit kann die sog. Latenzzeit bis zur Wirkung der Antidepressiva überbrückt werden. Weitere Indikationen und insbesondere Indikationen für eine langfristige Behandlung depressiver Erkrankungen mit Benzodiazepin-Tranquilizern und Hypnotika bestehen nicht.

In der Depressionsbehandlung sind die genannten Medikamente kurzzeitige Krücken, die hilfreich sind bzw. sein können, insbesondere zu Beginn einer Depression, bei ausgeprägteren Schlafstörungen und in akuten suizidalen Krisen. Für die langfristige Behandlung von kombinierten Depressionen und Angststörungen eignen sich dann eher sedierend-anxiolytische Antidepressiva (z. B. Mirtazapin) bzw. die Anwendung von SSRI (z. B. Paroxetin, Escitalopram, Sertralin) insbesondere für die Behandlung von Depression und Panikstörungen, oder auch die Kombination der antidepressiven Basistherapie mit Buspiron bzw. Opipramol als Anxiolytikum oder Trimipramin als zusätzlichem Antidepressivum. Als Anmerkung: Gerade bei schweren Depressionen tendieren heute Psychiater wieder zur Kombination von Antidepressiva, z. B. einem SSRI und Trimipramin oder Mirtazapin u. Ä.

Neuroleptika

Mit der Bezeichnung „Neuroleptika" sind unterschiedliche Psychopharmaka gemeint, die zwei Wirkungen gemeinsam haben, nämlich einmal eine *Wirkung auf psychotische Symptome* wie Wahn, Halluzinationen oder Verfolgungsideen, zum anderen eine *sedierende* Wirkung zur Dämpfung von psychomotorischer Unruhe, Aggressivität, Angstzuständen, Schlafstörungen. Neuroleptika werden vorwiegend in der Behandlung schizophrener Erkrankungen eingesetzt; dort haben sie auch ihre Hauptindikation.

Man unterscheidet so genannte *hoch- und niederpotente* Neuroleptika. Zu den *hochpotenten* Neuroleptika gehören z. B. Haloperidol als bekannteste chemische Substanz, Flupentixol, Fluphenazin oder Fluspirilen.

Die *niederpotenten* Neuroleptika werden deswegen so genannt, weil sie nur in höherer und hoher Dosierung auf die psychotischen Symptome wie Wahn und Halluzinationen wirken; ihre besondere Wirksamkeit liegt im Bereich der Sedierung, der Dämpfung von ängstlicher Gespanntheit und Unruhe, von psychomotorischer Erregung, von Aggressivität und von Schlafstörungen. Die hier wohl bekanntesten Substanzen sind Thioridazin, Levomepromazin, Chlorprothixen oder das oft in der Allgemein- und inneren Medizin verwendete Triflupromazin. Eine Zwischenstellung (zwischen den hoch- und niederpotenten Neuroleptika) nehmen die *mittelpotenten* Neuroleptika ein, die sowohl antipsychotisch als auch sedierend-anxiolytisch wirken; hierzu zählen z. B. Perazin, Clozapin oder auch Zotepin.

In den letzten Jahren spricht man nun von den so genannten *atypischen* Neuroleptika; gemeint sind damit das schon lange bekannte Clozapin als Prototyp der „Atypika", das Risperidon, das Zotepin, das Olanzapin, das Amisulprid, das Quetiapin, das Aripiprazol und das Ziprasidon (derzeit auf dem Markt befindliche Substanzen). Die atypischen Neuroleptika heißen deswegen so, weil sie im Gegensatz zu den „typischen" Nebenwirkungen wie Blickkrämpfe, Zungen-Schlund-Krämpfe, Muskelsteifigkeit wie bei der Parkinson-Erkrankung, Zittern der Hände, innere Unruhe („Akathisie") seltener auslösen. Auch wenn ihre antidepressive Wirkung klinisch unzureichend belegt ist, wirken die Neuroleptika Zotepin, Olanzapin oder auch Quetiapin deutlich sedierend, sodass sie neben der Therapie des depressiven Wahns gut zur Dämpfung depressiv-ängstlicher Getriebenheit bei ausgeprägten Ängsten oder bei psychosomatischen Störungen und Schlafstörungen verordnet werden können.

Anwendungsbereiche

Wo sind nun die Anwendungsbereiche der Neuroleptika bei der Behandlung depressiv kranker Menschen? Höher potente (antipsychotische) Neuroleptika – z. B. typische wie Haloperidol oder Perazin oder atypische wie Zotepin, Olanzapin, Risperidon, Quetiapin, Aripiprazol oder Ziprasidon – werden beim Vorliegen eines depressiven Wahns angewandt. Etwa 15 % der schwer- und schwerstdepressiven Patienten, wie man sie in psychiatrischen Kliniken findet, leiden unter einem klassischen depressiven Wahn (z. B.

Schuld-, Versündigungs-, Verarmungswahn, nihilistischer Wahn), der auch mit paranoiden Ideen (z. B. Verfolgungsideen, weil man große Schuld auf sich geladen habe) und selten auch mit Halluzinationen (z. B. die laut werdende Stimme des Gewissens) einhergehen kann. Hier helfen Neuroleptika in Kombination mit Antidepressiva, wobei die Behandlung mit Neuroleptika wie die mit Antidepressiva über die Akuttherapie hinaus fortgeführt werden muss.

Eher sedierende Neuroleptika werden dagegen häufig anstelle von Benzodiazepin-Tranquilizern zur Sedierung von Unruhe, Getriebenheit und zur Behandlung von Schlafstörungen verwendet und haben hierfür auch ihren Platz in der Depressionsbehandlung.

Prophylaxe von Wiedererkrankungen: Antidepressiva, Lithium, Valproinsäure, Carbamazepin

Depressionen können periodisch, d. h. mehrfach im Leben auftreten. Dies gilt insbesondere für die unipolaren endogenen Depressionen, die immer nur als Depression erscheinen, und für die bipolaren oder manisch-depressiven Erkrankungen, bei denen sich manische und depressive Erkrankungsphasen in unterschiedlicher Häufigkeit abwechseln können. Man schätzt, dass bei unipolaren endogenen Depressionen im Laufe eines Lebens etwa mit 4 depressiven Phasen, bei bipolaren, also manisch-depressiven Erkrankungen mit etwa 6 Erkrankungsphasen zu rechnen ist. Das bedeutet, dass grundsätzlich neben der Akuttherapie immer auch die mittel- und langfristige Behandlung mit bedacht werden muss. Man unterscheidet hier die Erhaltungstherapie (auch als Verschlechterungsprophylaxe) im direkt an eine Akuttherapie (ambulant oder stationär) anschließenden Zeitraum von etwa 6 Monaten von der Langzeittherapie, die heute für mindestens 1–3 Jahre zur Rückfall- und Verschlechterungsprophylaxe empfohlen wird.

> Zur Minderung der Wiedererkrankungsgefahr (Rezidivprophylaxe) bieten sich heute zwei Hauptschienen an, zum einen die langfristige Gabe von Antidepressiva, zum anderen die so genannte Lithiumprophylaxe, wobei heute neben Lithium Lamotrigin, Valproinsäure bzw. Carbamazepin empfohlen werden.

Die *Langzeitverordnung von Antidepressiva* wird in der Praxis dann angewendet,

- wenn ein bereits längerfristiger Depressionsverlauf oder eine Tendenz zur Chronifizierung vorliegen,
- wenn eine weitere Verschlechterung droht oder
- wenn der Kranke eine Lithiumprophylaxe bzw. die Verwendung von Stimmungsstabilisatoren ablehnt.

Amerikanische Studien zeigten, dass mit der Langzeitbehandlung die Rückfallgefahr deutlich reduziert werden kann. Bei der Langzeitbehandlung mit AD wird mit der therapeutisch hilfreichen Dosis fortgefahren. Dafür stehen heute mit den neueren Antidepressiva nebenwirkungsarme Substanzen zur Verfügung. Man sieht es einem Menschen heute nicht mehr an, dass er ein Antidepressivum einnimmt.

Die *Lithiumprophylaxe* ist eine etablierte, gut erforschte und seit mehreren Jahrzehnten bewährte Prophylaxemethode. Lithium ist ein metallisches Element, das Anfang des Jahrhunderts entdeckt wurde. Es kommt in der Natur weit verbreitet vor und wird seit 1949 zunächst in der Behandlung von manischen Erregungszuständen, seit den 60er Jahren auch zur Prophylaxe verwendet (Laux 1992, Felber 1993).

Bei der manisch-depressiven Erkrankung wird der Arzt dann eine Lithiumprophylaxe vorschlagen, wenn innerhalb von 4 Jahren 2 Krankheitsphasen oder wenn 3 Phasen insgesamt aufgetreten sind. Bei den unipolaren endogenen Depressionen gilt als Kriterium hoher Rückfallgefährdung das Vorliegen von 2 Krankheitsphasen innerhalb von 5 Jahren oder eine Gesamtzahl von 4 Phasen im bisherigen Krankheitsverlauf (Laux 1992). Man geht heute davon aus, dass etwa ein Drittel der betroffenen Patienten völlige Rezidivfreiheit, ein weiteres Drittel eine Verminderung der Häufigkeit der Erkrankung bzw. des Schweregrades erreicht.

Beispiel

Herr T.
Der 54 Jahre alte Herr T., der im mittleren Management großer Firmen tätig war, leidet seit ca. 15 Jahren an einer manisch-depressiven Erkrankung. In den ersten 5 Jahren hatte er mindestens 3 manische Zustände und 2 depressive Nachschwankungen. Von den manischen Phasen war nur eine so stark ausgeprägt, dass er stationär behandelt werden musste. Die beiden anderen manischen Episoden wur-

> den ambulant behandelt, führten jedoch jeweils zu unvernünftigen, unüberlegten und die jeweiligen Kompetenzbereiche überschreitenden Handlungen am Arbeitsplatz (z. B. Abschluss von Verträgen, für die keine Kompetenz und keine Zeichnungsberechtigung vorlag) mit der Folge der fristlosen Entlassung.
> Seit Beginn der Lithiumprophylaxe vor nun nahezu 10 Jahren war eine stationäre Behandlung nicht mehr notwendig, und nur im ersten Jahr nach Beginn der Prophylaxe kam es noch einmal zu einer deutlichen maniformen Schwankung, die jedoch vom Patienten selbst mit sedierenden Medikamenten – die Erkrankung trat während eines Segelurlaubes auf – so weit gedämpft werden konnte, dass er „sich im Griff" behielt. Während der ersten 3–4 Jahre nach Beginn der Lithiumprophylaxe auftretende leichte depressive Verstimmungen, die 2–3 Monate andauerten, wurden kurzfristig mit Antidepressiva behandelt. Während dieser Zeit war der Patient jedoch arbeits- und leistungsfähig, eine stationäre Behandlung war nicht mehr notwendig. Er behielt seinen Arbeitsplatz und ist heute – nach nun 10-jähriger Lithiumprophylaxe – körperlich fit, sportlich und leistungsfähig. Neben der Lithiumprophylaxe lief mehrere Jahre lang eine regelmäßige psychotherapeutische Betreuung.

Sicher ist ein Leben mit Dauermedikation auch eine Belastung, jedoch wird damit der mit einer manisch-depressiven Erkrankung häufig einhergehende soziale Abstieg, die große soziale und Beziehungsproblematik, das häufige Wiedererkrankungsrisiko deutlich abgemildert. Und zum Vergleich: Auch zahlreiche primär körperliche Erkrankungen, man denke nur an den Bluthochdruck, an manche Hauterkrankungen, an den Diabetes mellitus, an das Asthma bronchiale usw., sind Erkrankungen, die den Menschen lebenslang begleiten und die immer wieder behandelt werden müssen.

Es gibt verschiedene Lithiumpräparate auf dem Markt, die sich nur hinsichtlich ihres Lithiumgehaltes bzw. der Zusammensetzung (z. B. Lithiumcarbonat, Lithiumacetat, Lithiumsulfat) unterscheiden.

Die Einstellung auf Lithium, d. h. das Finden der richtigen Dosierung, ist nicht ganz einfach. Vor Beginn der Behandlung ist eine gründliche Voruntersuchung notwendig. Auch später müssen die Lithiumwerte, das Blutbild sowie Halsumfang, Nieren- und Schilddrüsenwerte in regelmäßigen Abständen (vierteljährlich) vom Hausarzt oder Nervenarzt bzw. Psychiater kontrolliert werden.

Die häufigsten Nebenwirkungen sind Durstgefühle mit erhöhter Trinkmenge, Fingerzittern, Gewichtszunahme durch Wassereinlagerung, Übelkeit, Schilddrüsenvergrößerung, zeitweise Durchfälle. Die meisten dieser

Nebenwirkungen klingen nach etwa einem Vierteljahr ab. Die Gewichtszunahme kann man durch Kontrolle der Trinkmenge (kalorienfreie Getränke) in den Griff bekommen. Bei Schilddrüsenstörungen muss ggf. Schilddrüsenhormon gegeben werden (Laux 1992).

Vergiftungssymptome, wie starker Durst, grobschlägiges Zittern der Hände, Durchfall, vor allem aber Reflexsteigerung, Verlangsamung und Bewusstseinstrübung mit Sprachstörung, Ataxie (Störung der Kontrolle von Bewegungsabläufen) entstehen durch Lithiumüberdosierungen. Sie können einerseits Folge einer erhöhten Einnahmemenge sein (Suizidabsicht); sie können jedoch auch auftreten bei längerfristigem hohem Fieber, starkem Schwitzen, bei der Verordnung von Thiazid-Diuretika, bei starkem Kochsalzmangel und Dehydratation (starker Wasserverlust des Körpers) oder ähnlichen Störungen bzw. Erkrankungen, die zu einer vermehrten Ausscheidung von Lithium führen. Lithiumpatienten sollten deswegen auch keine salzarme Diät durchführen, bei der Verordnung von harntreibenden Medikamenten (Diuretika) ist die Lithiumprophylaxe zu berücksichtigen.

In den letzten Jahren werden neben Lithium auch Lamotrigin, *Valproinsäure* (Valproat) oder *Carbamazepin* zur Prophylaxe verwendet. Alle drei Substanzen sind Mittel, die ursprünglich und bis heute in der Behandlung der Epilepsie sehr erfolgreich eingesetzt werden. Lamotrigin scheint bei der Prophylaxe depressiver Episoden am wirksamsten. So wurde beobachtet, dass Carbamazepin Stimmungsschwankungen stabilisiert. In Deutschland sind Valproat und Carbamazepin zur Rezidivprophylaxe bei manisch-depressiven Störungen zugelassen. In den USA wird Valproat empfohlen; für die antidepressive Behandlung von depressiv Kranken mit einer bipolaren (manisch-depressiven) Erkrankung geben inzwischen manche Ärzte neben dem Antidepressivum (z. B. einem SSRI) zum Schutz vor dem Umkippen in eine Manie zusätzlich Valproat. Carbamazepin und Valproat sind insgesamt gut verträglich. Sie sind insbesondere dann angebracht, wenn Kontraindikationen gegen Lithium bestehen, wenn Patienten Lithium verweigern, wenn manische und depressive Phasen sehr rasch wechseln (so genannte „rapid-cyclers"), wenn Lithium überhaupt nicht effektiv ist oder mit zu großen Nebenwirkungen einhergeht. Lamotrigin muß eingeschlichen werden, z. B. in 25 mg-Schritten, um Hautreaktionen zu vermeiden.

Zusammenfassung: Erwünschte Wirkungen der Therapie mit Psychopharmaka
Antidepressiva
Akute Depressionssymptome lindern
Stimmung stabilisieren bzw. bessern
Unruhe, Getriebenheit dämpfen bzw. Antriebslosigkeit, Hemmung lösen
Angst lösen
Schlaf, Appetit herbeiführen
Entspannung fördern
Auf Libido und Sexualität fördernd wirken
Gedankliche Erregung, Grübeln, Gedankenkreisen lösen
Rückfälle vermeiden helfen bzw. abfangen

Neuroleptika
Entspannung herbeiführen
Angst, Unruhe, Aggressivität dämpfen
Gedankliches Gequältsein, Wahngedanken und -befürchtungen lösen und Distanz davon ermöglichen
Schlaf herbeiführen
Insgesamt akute Psychosesymptomatik entspannen und aufheben
Rückfälle vermeiden helfen

Tranquilizer/Hypnotika
Entspannen
Angst lösen
Beruhigen, emotional distanzieren
Erregung dämpfen
Schlaf ermöglichen

Psychotherapie: Hilft reden?

Hilfreicher Umgang mit Depressiven

Wesentlicher Bestandteil jeglicher Interaktion zwischen einem Therapeuten (Arzt, Psychologe) und einem Patienten ist das *Gespräch* (Abb. 7). Es dient der Kontaktaufnahme, der Erhebung der Krankheitsgeschichte, der Erklärung von Untersuchungs- und Behandlungsmaßnahmen und der Erläuterung der Diagnose sowie schließlich dem Entwurf und dem Angebot von Behandlungsmaßnahmen, insgesamt der Herstellung einer „hilfreichen" Beziehung. Dabei haben Ärzte gegenüber psychologischen Therapeuten, die ihre Patienten nicht körperlich untersuchen dürfen, den Vorteil, bereits über diese Schiene einen Kontakt herzustellen. Die körperliche

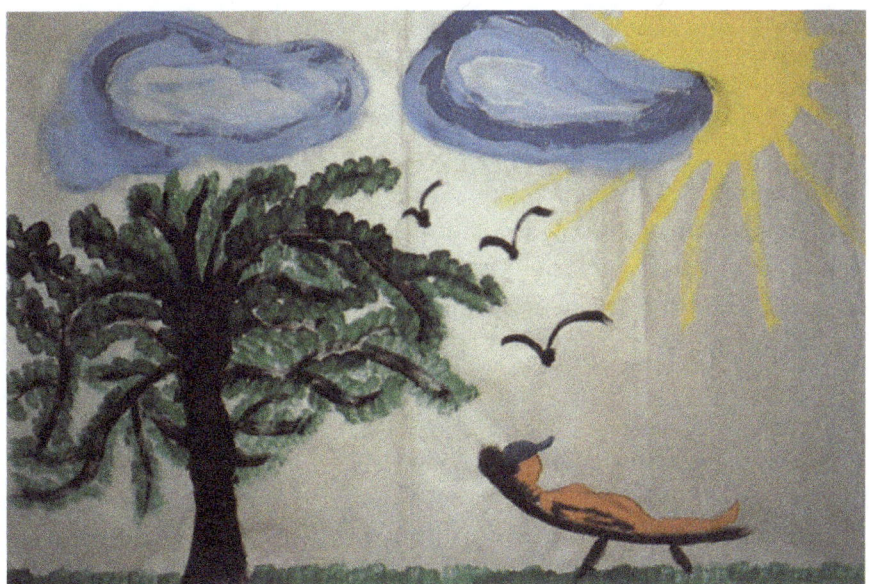

Der Traum von Ruhe und Erholung im eigenen Garten nach der Entlassung aus der Klinik (Bild auf S. 49 bzw. 61 von gleicher Patientin).

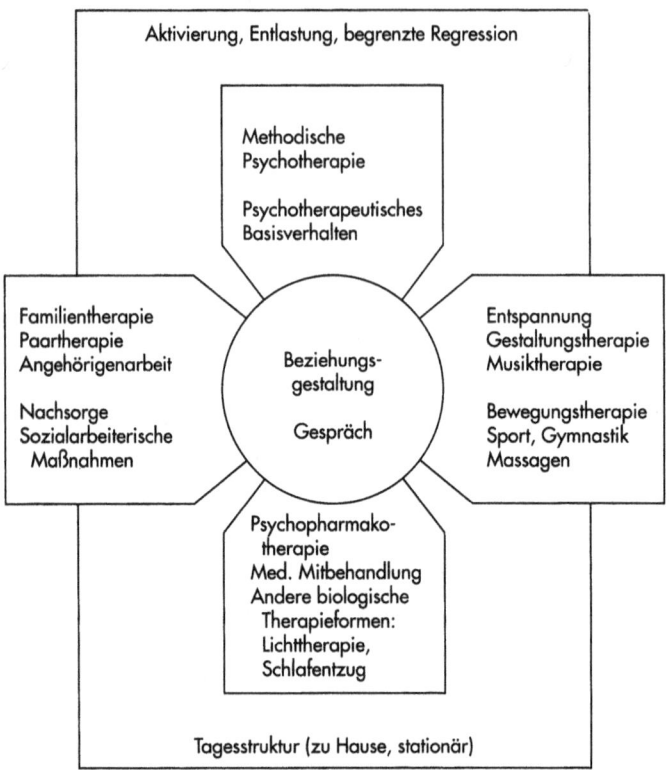

Abb. 7. Schematische Darstellung antidepressiver Therapie.

(internistisch-neurologische) Untersuchung erleichtert häufig den Zugang zur *Frage nach der seelischen Befindlichkeit.* Hellwig et al. (1993) haben auch heute noch gültige allgemeine Leitsätze für die erfolgreiche Gestaltung eines Gespräches vorgestellt, die gut übertragbar sind auf die Beziehung zwischen Hausarzt oder auch Angehörigen und depressiv Kranken:

> Ich bemühe mich, den anderen so anzunehmen, wie er ist. Ich selbst gebe nicht die Richtung des Gesprächsfadens an, sondern folge dem Patienten. Ich signalisiere durch meine Einstellung und Haltung, dass ich bereit bin, Kontakt aufzunehmen. Ich orientiere mich an den gesunden Bedürfnissen des Patienten. Ich achte den Patienten als einen eigenständigen Menschen. Ich versuche, den Patienten in seiner persönlichen Lage, seinem persönlichen Schicksal und von seinem sozialen Umfeld her zu verstehen.

Der Umgang mit einem depressiven Patienten soll von Anfang an durch eine wohlwollende, emotional warme und möglichst intensive Beziehung gekennzeichnet sein. *Akzeptierende Wertschätzung* des Kranken ist ein wichtiger Aspekt, wobei es weniger auf kluge Worte, sondern auf die Vermittlung von Interesse („Ich möchte gerne wissen, ich möchte gerne verstehen, was mit Ihnen los ist") ankommt. Dabei soll man als Arzt aktiv zuhören können, ohne eigene naturwissenschaftlich-medizinische Kenntnisse einzubringen, ohne Besserwisserei, ohne vorschnelle, den Patienten überraschende Interpretationen oder gar den Versuch, vorliegende Beschwerden wegzudiskutieren und in Frage zu stellen. So wäre es falsch, einem depressiven Patienten nach der körperlichen Untersuchung mitzuteilen: „Es fehlt Ihnen nichts", sondern es ist sinnvoller festzustellen, dass man bei der körperlichen Untersuchung nichts finde und deswegen auch Belastungen und Lebensereignissen, die sich auf die körperliche und seelische Befindlichkeit auswirken, Aufmerksamkeit zuwenden wolle. Wenn es um die Diagnose geht, sprechen Therapeuten zunächst gern von „depressiver Erschöpfung", einer „Erschöpfungsdepression" oder einem „Burnout-Syndrom" (letztlich eine spezifische Vorstufe von Depression), denn in unserer leistungsorientierten Gesellschaft sind Gefühle von Erschöpftsein, Gestresstsein eher akzeptiert als die immer noch stigmatisierende Diagnose einer psychischen Erkrankung.

Psychotherapeutisch orientierte Grundregeln zum Umgang mit Depressiven
Emotionale Wärme, akzeptierende Wertschätzung
Bedingungsfreies aktives Zuhören und Anhören
Beruhigende Versicherung, Stützung
Schutz vor Suizidalität, Betonung der Lebenskontinuität
Vermittlung von Hoffnung
Gezielte Entlastung
Begrenzte Beachtung bzw. gezielte Nichtbeachtung depressiven Verhaltens
Wechsel von der Symptomebene zur Lebenssituation
Realitätsüberprüfung
Anregung zu Aktivität, Eigenverantwortung
Anforderungen und positive Verstärkung
Anregung zur Änderung depressionsfördernder Lebensbedingungen

Der Patient darf depressiv sein, er darf klagen, es darf ihm schlecht gehen, er darf weinen, verzweifelt, hoffnungslos sein, er darf Suizidideen äußern (wenngleich man natürlich nicht möchte, dass der Patient sich umbringt), er muss sich nicht zusammenreißen. Er soll Verständnis für sein innerseelisches Erleben erfahren. Therapeuten, Ärzte und Angehörige sollen dabei jedoch nicht „mitjammern" oder mitunterstreichen, wie schlimm die Welt doch sei, um nicht gemeinsam in Hoffnungslosigkeit zu versinken.

Das weitere Gespräch soll *beruhigen und Hoffnung vermitteln*, ohne vom Patienten gleich Zustimmung zu erwarten:

- Es gibt Gründe für depressive Verstimmungen, die der Patient vielleicht selber noch gar nicht weiß.
- Es gibt Erklärungsmodelle und auch daraus abgeleitete Möglichkeiten von Hilfe.
- Therapie ist heute möglich, und dazu gehören Psychopharmako-, Psycho- und Soziotherapie.
- Der Verlauf einer Depression ist bekannt, auch die Dauer einer Depression und des Risikos der Wiedererkrankung.
- Therapeutische Möglichkeiten sind gegeben, können in Anspruch genommen werden und sind auch Teil der von Krankenkassen finanzierten Krankenversorgung.

Hierdurch wird einem Depressiven nicht nur die Hoffnung auf Besserung vermittelt, es wird ihm in seiner Hilflosigkeit beigestanden, und es wird gleichzeitig Kompetenz vermittelt, dass es nämlich Menschen gibt, dass es Therapiemethoden gibt, die aus einer Depression heraushelfen können.

Oberflächlich tröstende Äußerungen, wie schulterklopfendes „Das-wird-schon-wieder" oder Hinweise auf die schöne Welt, sind unangebracht.

Verdeutlicht man sich, dass die meisten depressiv Kranken mit der Erfahrung von Mangel an emotionaler Zuwendung in der frühen Kindheit aufwachsen mussten und deshalb ein instabiles Selbstwertgefühl haben, hochkränkbar sind, ein starkes Bedürfnis nach Zuwendung, nach Verständnis und Liebesbeweisen, nach Bestätigung auf der Leistungs- und Beziehungsebene haben, dann muss die Basis jeder helfenden Beziehung mitfühlendes, akzeptierendes, Wertschätzung vermittelndes, beruhigend entlastendes Umgehen mit dem Patienten sein. Dabei muss der Depressive auch die Möglichkeit haben, über von ihm als schlimm erlebte Erfahrungen, Ereignisse, Belastungen zu reden und zu *klagen*, denn Klage ist ein angemessener Ausdruck für Unglück im Leben.

> **Beispiel**
>
> **Frau U.**
> Frau U., 64 Jahre, die aus ärmlichen Verhältnissen stammte, hatte einen wesentlich älteren, verwitweten Bauern geheiratet. Sie hat den Ehemann und seinen an Schizophrenie erkrankten Sohn bis zum Tod des Ehemannes durch Herzinfarkt versorgt. Als sich herausstellte, dass der Hof vom Ehemann im Testament auf einen Onkel überschrieben wurde, da der schizophrene Sohn in absehbarer Zeit als Dauerpatient stationär behandlungsbedürftig werden würde, führte diese konkret erlebte Ungerechtigkeit zur konstanten, vorwurfsvollen Klage gegenüber der Umwelt. Die jahrzehntelange Aufopferung erschien sinnlos, Frau U. äußerte Selbstmordabsichten, sodass sie unter dem Bild einer „Jammerdepression" in die psychiatrische Klinik eingewiesen wurde. Das Zulassen der Klage dieser Patientin über die von ihr erlittene Ungerechtigkeit über Wochen hinweg führte letztendlich dazu, dass sie über ihr Schicksal trauern konnte und dann allmählich in der Lage war, eine zukünftige Perspektive ins Auge zu fassen.

Sicher ist es wichtig, nicht im gemeinsamen Klagen zu verharren, sondern von da aus *die reale Situation anzuschauen* und die Frage nach zukunftsweisenden Entwicklungen zu stellen. Entwicklung in die Zukunft hinein beginnt mit der Frage nach der Bewältigung alltäglicher Banalitäten, nicht mit großen Lebensentwürfen, sondern als erstes mit der *Gestaltung des Alltags*, mit der Tagesstruktur, der Bewältigung aktuell anstehender Probleme.

So spielt in einem zweiten Schritt *Aktivität* eine große Rolle. Nun ist es schwierig, von einem Depressiven, der sich insuffizient, leistungsunfähig, deswegen vielleicht auch wertlos fühlt, zu erwarten, dass er Aktivitäten im Alltag nachkommt. Jede Überforderung eines depressiven Patienten bestätigt diesen in seinem Insuffizienz- und Minderwertigkeitsgefühl („Mein Arzt hat es ja gut gemeint, aber ich habe wieder einmal versagt"), während jede Unterforderung den Patienten in seiner negativen Selbsteinschätzung bestätigt („Nicht einmal das traut man mir mehr zu").

Wir wissen heute, dass es für den depressiven Patienten wichtig ist, über eine *Tagesstruktur mit Anforderungen* zu verfügen. In einer psychiatrischen Klinik mit Tagesprogramm ist dies relativ einfach. Hier wird frühmorgens aufgestanden (trotz Morgentief, trotz morgendlicher Antriebsschwäche), es gibt ein Programm mit Aktivitäten (Morgengymnastik,

Bewegungstherapie, Spaziergänge, Gruppengespräche, Beschäftigungstherapie etc.), die zu leisten sind. In der stationären Depressionsbehandlung hat sich hierfür der Begriff „Aktivierung" eingebürgert, der alle sportlich-gymnastischen und kommunikativen Veranstaltungen meint, die den Tag strukturieren.

Was aber soll ein depressiv kranker Mensch *zu Hause* tun, um einen Mindestlevel von Aktivitäten beizubehalten? Als erstes muss er morgens aufstehen, und zwar am besten zu der Zeit, die auch sonst üblich ist. Trotz des Gefühles von Insuffizienz, Sinnlosigkeit und fehlender und gestörter Selbstwahrnehmung sollen die auch sonst üblichen hygienischen Verrichtungen (waschen, duschen, rasieren, sich schminken etc.) beibehalten werden, auch wenn sie anstrengend sind oder sinnlos erscheinen. Auch das gemeinsame Frühstück, sofern in der Familie üblich, sollte beibehalten werden, selbst bei Appetitlosigkeit. In der akuten Depression werden Depressive häufig eine gewisse Zeit krankgeschrieben und von den beruflichen Pflichten entlastet, depressive Frauen haben jedoch meistens noch den Haushalt und die Kinder zu versorgen. Hier wird es wichtig, Unterstützung zu organisieren. Auf Hilfen bei der Haushaltsführung durch mobile Dienste oder Sozialstationen besteht ein Anspruch, wenn er vom Hausarzt befürwortet wird. Der/die Depressive muss nicht alles alleine schaffen! Wichtig ist auch die Strukturierung des Tages, die Festlegung, wann und was eingekauft wird, das gemeinsame Zubereiten der Mahlzeiten, ein Spaziergang. All diese Aktivitäten sollten gemeinsam mit einer positiv erlebten Bezugsperson durchgeführt werden; dies können der Partner sein, aber auch erwachsene Kinder, Personen aus der Nachbarschaft oder dem Freundeskreis, auch eine erfahrene Haushaltshilfe. Entspannungspausen oder entspannende Tätigkeiten sind ebenfalls einzuplanen.

Beispiel

Herr V.
Der leitende Manager einer großen Firma, von Beruf Ingenieur, hatte sich trotz depressiver Herabgestimmtheit jeden Tag in die Firma gequält, wenngleich er dort oft am Schreibtisch saß und zum Fenster hinausstarrte, unfähig sich zu konzentrieren oder etwas zu Papier zu bringen. Aus dem Gefühl der Insuffizienz heraus nahm er Arbeiten mit nach Hause, setzte sich abends vor den Computer, brachte aber wieder nichts zustande. So verbrachte er in der Depression mehr Zeit für die Arbeit bei minimaler Effizienz und dem wachsenden Gefühl, noch mehr mit nach Hause nehmen zu sollen, um evtl. doch noch dem Leistungsanspruch zu genügen.

> Ein wesentlicher Teil der Therapieplanung war es nun, diesen frustrierenden täglichen Ablauf zu unterbrechen. Es wurde Herrn U. nicht verboten, Arbeit mit nach Hause zu nehmen, er erhielt jedoch den Auftrag, nach jeweils eineinhalb Stunden eine Pause zu machen und 10 Minuten spazieren zu gehen bzw. eine Runde durch den Wald zu laufen; Letzteres benötigte etwa 20 Minuten. Danach fühlte er sich regelmäßig körperlich sehr erschöpft, was das ständige Grübeln mit Selbstanklagen unterbrach. Mit der Zeit kam dadurch wieder etwas Struktur in den Tagesablauf, und der Tag endete nicht immer mit der erneut depressiv machenden Bestätigung der eigenen Insuffizienz.

Ein depressiv kranker Mensch braucht also nicht nur sehr viel Verständnis, Nähe und Akzeptanz. Er muss auch selbst die Erfahrung machen, dass er trotz Insuffizienz-, Versagens- und Wertlosigkeitsgefühlen zumindest ein Stück Tagesstruktur aufrecht erhalten und aktiv bleiben kann.

> „Ich mache die Hausarbeit, auch wenn es mir schwer fällt und mir keine Freude macht. Auch wenn es anstrengend ist, bin ich dann trotzdem froh, dass ich es geschafft habe. Denn sonst würde ich nur auf dem Sofa liegen und hätte zusätzlich das Gefühl, wieder einmal nichts getan zu haben, wieder einmal meinen Verpflichtungen nicht nachgekommen zu sein, wieder einmal versagt zu haben, wo ich mich doch eigentlich um den Haushalt, die Kinder, die Arbeit kümmern sollte."

Erfolgt dann auf geleistete Aktivitäten noch ein Gespräch darüber, wie sie abgelaufen sind, welche Belastungen man erfahren hat, und eine positive Rückmeldung (nicht überschäumende Bewunderung, die unecht wäre, sondern ruhige Anerkennung, dass etwas, was ein Depressiver leistet, doch wesentlich mehr Kraftaufwand bedeutet, als wenn ein Gesunder es täte), dann wirkt dies bereits antidepressiv (wenngleich kurzfristig) und stabilisierend.

Methodische Psychotherapie

Psychotherapeutische Behandlung bei der Depression ist weder Luxus noch „Spinnerei", sondern ist Teil der Standardbehandlung, die heute jedem depressiv Kranken zukommen muss. Bei einer Reihe von depressiven

Patienten genügt bereits die fürsorgliche ärztliche Begleitung, die nach den Regeln des psychotherapeutischen Basisverhaltens, des hilfreichen Umgangs mit Depressiven (s. oben) auch vom vertrauten Hausarzt geleistet werden kann. An eine methodische Psychotherapie sollte vor allem gedacht werden bei aktuellen Verlust- und Trauerproblemen, bei chronischer Verlustthematik, beim Gefühl von Lebensunfähigkeit und Lebensangst, beim Gefühl emotionaler Unterversorgung (lebensgeschichtlich zu kurz gekommen), bei im Vordergrund stehender Selbstwertproblematik, bei einem aktuellen Trieb- oder Persönlichkeitsstruktur-Konflikt, bei auffälligem depressivem Verhalten, bei typisch dysfunktionalem depressivem Denken, bei im Vordergrund stehender Hilf- und Hoffnungslosigkeitseinstellung, die durch stützendes Umgehen mit dem Kranken nicht auffangbar ist, bei bereits länger bestehender bzw. rezidivierender Depression; überhaupt immer dann, wenn man das Gefühl hat, der Patient „braucht" noch etwas: Zuwendung, Verständnis, Fachkompetenz, verlässliche regelmäßige Beziehung, längerfristige therapeutische Begleitung.

Zur Behandlung depressiv kranker Menschen werden heute in Deutschland im Wesentlichen drei unterschiedliche Psychotherapiemethoden angeboten, nämlich

- die tiefenpsychologisch (psychoanalytisch) fundierte Fokal- oder Kurztherapie,
- die kognitive Verhaltenstherapie (KVT) und
- die interpersonelle Psychotherapie (IPT).

Wenn Ärzte, gleich ob Internisten, Allgemeinärzte, Gynkäologen oder Psychiater bzw. Nervenärzte den Zusatztitel „Psychotherapie" auf ihrem Praxisschild ausweisen, bedeutet dies, dass sie eine tiefenpsychologisch oder eine verhaltensmedizinisch orientierte Psychotherapieausbildung abgeschlossen haben und zur Ausübung dieser Psychotherapie berechtigt sind. Kognitive Verhaltenstherapie oder auch klassische Verhaltenstherapie wird in den meisten Fällen von Psychologen (Psychologische Psychotherapeuten) in eigener Praxis oder auch an entsprechenden psychologischen Instituten angeboten und durchgeführt, da bereits im Psychologiestudium entsprechende theoretische Grundlagen gelegt werden.

Niedergelassene Psychotherapeuten, gleich ob mit ärztlicher oder psychologischer Grundausbildung, arbeiten häufig mit niedergelassenen Psychiatern oder Ambulanzen von Psychiatrischen Kliniken zusammen, die dann den medikamentösen Behandlungsteil übernehmen. Der heutige

Psychiater (Facharzt für Psychiatrie und Psychotherapie) hat gleichzeitig eine psychotherapeutische Qualifikation.

Beide Psychotherapiemethoden setzen voraus, dass der Patienten die Fähigkeit und Bereitschaft zur Selbstreflexion hat und keine Suizidgefahr und depressive Wahnsymptome vorliegen.

Psychoanalytische Therapie

Die tiefenpsychologisch-psychoanalytische Therapie geht aus von einem hohen Bedürfnis des Depressiven nach Zuwendung (hohe Oralität), einer erhöhten Verletzbarkeit des Selbstwertgefühles (narzisstische Störung) mit Tendenz zur Selbstentwertung, von der Tendenz zur symbiotischen Beziehungsgestaltung mit Trennungsunfähigkeit und einer Einstellung von Hilflosigkeit und Ich-Insuffizienz.

Hauptziel der tiefenpsychologisch orientierten Psychotherapie ist es, den biographischen Bezug der jetzigen Depression zur lebensgeschichtlichen Entwicklung aufzuhellen und zu bearbeiten. Dazu wird im Gespräch bis in die frühe Kindheit und Jugend zurückgegangen. Außerdem werden aktuell kränkende Ereignisse, chronische Belastungen in bestehenden Beziehungen, im Umfeld und die jetzige depressive Reaktion besprochen. Ein weiteres Ziel ist das *Erkennen der eigenen Persönlichkeitsstruktur*: z. B. Neigung zum Überperfektionismus, zur zwanghaften Überordentlichkeit, zu einer überhöhten Leistungsorientiertheit, zu überstarken Wünschen nach Zuwendung und Beziehung, Versorgung und Verständnis, zur Tendenz, Aktivität, Eigenverantwortung, Aggressivität, Umsetzung eigener Wünsche zu vermeiden, zu raschen Schuld- und Schamgefühlen usw.

In der Interaktion mit dem Therapeuten werden die Gefühle, die früher verdrängt, versteckt, im Keller eingesperrt wurden, aktualisiert und der Therapeut „kriegt sozusagen stellvertretend ab", was in der Kindheits- und Jugendentwicklung signifikante Bezugspersonen versäumt, falsch gemacht, am Patienten verbrochen haben (bzw. was dieser meint, was sie getan haben). Die damaligen Gefühle richten sich nun stellvertretend auf den Therapeuten – man nennt dies „Übertragung". Der Psychotherapeut versteht sich dabei als Spiegel, als Deuter, als Interpret, als positive Bezugsperson.

> Im Idealfall kommen damit die frühen Traumatisierungen zu einer Lösung, einer Entspannung, einem Abschluss und „vernarben".

Verhaltenstherapie

Bei der Verhaltenstherapie bzw. der kognitiven Verhaltenstherapie geht es in der Regel nicht um die Aufdeckung und Bearbeitung von psychologischen Traumen in der bisherigen Biographie, sondern es geht um die *Analyse der aktuellen Situation*. Die Therapeuten arbeiten dabei vielfach mit so genannten Hausaufgaben, bei denen z. B. ganz konkret aufgeschrieben wird, welche Emotionen bei welcher Aktivität ausgelöst werden. Dann wird angestrebt, angenehme Erfahrungen durch Erhöhung der Häufigkeit von angenehmen Aktivitäten zu verbessern. Ferner gehören zur kognitiven Verhaltenstherapie Kommunikationsübungen, Rollenspiele, das Entdecken der eigenen dysfunktionalen Denkannahmen über sich selbst und die Überprüfung dieser Annahmen an der Realität, einschließlich der konkreten Erprobung im Alltag.

> Der Depressive soll lernen, sich so zu verhalten, dass er von seiner Umwelt mehr positive Verstärkung erfährt. Hierzu muss er sozial kompetenter werden, beziehungsfähiger, aktionsfähiger. Er muss lernen, angenehme Aktivitäten für sich selbst zu erkennen und dort wo er depressiv-entwertend über sich selbst denkt, diese Gedanken zu stoppen, ihre Richtigkeit zu überprüfen und sie durch neue, positivere Annahmen über sich selbst, die auch realitätsgerechter sein müssen, zu ersetzen.

Beide Psychotherapieformen, die tiefenpsychologisch orientierte Einzelpsychotherapie wie auch die kognitive Verhaltenstherapie, sind bei allen Altersgruppen, bei depressiven Männern und Frauen in gleicher Weise anwendbar und können parallel zur medikamentösen antidepressiven Behandlung und anderen Maßnahmen, z. B. der Aktivierung, eingesetzt werden. Beide Psychotherapieformen erfordern eine gewisse Bereitschaft des Patienten, über sich selbst, seine Lebensgeschichte und das, was er fühlt, denkt und tut, nachzudenken, zu reden und, so weit möglich, Veränderungen einzuleiten oder auch zu akzeptieren, was gegeben ist, „sich damit abzufinden".

> „Man kann sein Leben lang darüber jammern, dass man bei einem unverschuldeten Verkehrsunfall ein Bein verloren hat. Man kann sich aber auch damit abfinden und irgendwann anfangen, sich zu überlegen, wie man dennoch Skifahren kann."
> (Ausspruch eines einbeinigen Patienten nach behandelter Depression)

Übertragen auf den depressiven Menschen meint dies, dass Wunden, die durch Fehlverhalten von Bezugspersonen geschlagen wurden, irgendwann vernarben können (müssen), dennoch aber Narben zurückbleiben. Dass Unerledigtes im Leben, dass unerfüllte Wünsche irgendwann einmal als nicht mehr erreichbar abgeschlossen werden müssen und dass man mit diesem Defizit leben muss. Dass man nicht dauernd nach hinten blickt und mit seinem Denken und Befinden nicht auf der erlittenen Kränkung/Verletzung verharrt. Das lähmt, verbittert – und verbittert auf Dauer auch Partner und Umfeld; auch Depressive müssen verzeihen können, auch wenn ihnen das aufgrund ihres strengen Über-Ich so schwer fällt, bedeutet dies doch Verzicht auf (Normen). Ziel ist, zukunftsgewendet und auf die Alltagsbewältigung orientiert zu bleiben.

Die Interpersonelle Psychotherapie (IPT) ist letztlich eine modifizierte und manualisierte (verkürzte, mit Schwerpunkten z. B. Rolle, Interaktion) tiefenpsychologisch fundierte Psychotherapie.

Unter „Psychoedukation" (Betroffene, Angehörige) versteht man die systematisierte Information zur Erkrankung: Symptomatik, Ursachen, Therapie, Folgen etc., die meist in Blocks (z. B. 3–5 Sitzungen a 1½ Std. für Betroffene oder Angehörige) angeboten wird. Psychoedukation ist neben Gruppenpsychotherapie heute regulärer Bestandteil stationärer Depressionsbehandlung.

Fehler, die man machen kann

Was man als Arzt falsch machen kann

Fehler bei der Diagnose und Behandlung resultieren aus einer unzureichenden Kenntnis des depressiven Syndroms und seiner Behandlungsmöglichkeiten. So wäre bei einer raschen Gewichtsabnahme an eine Krebserkrankung, aber auch an eine schwere Depression zu denken. Die Frage

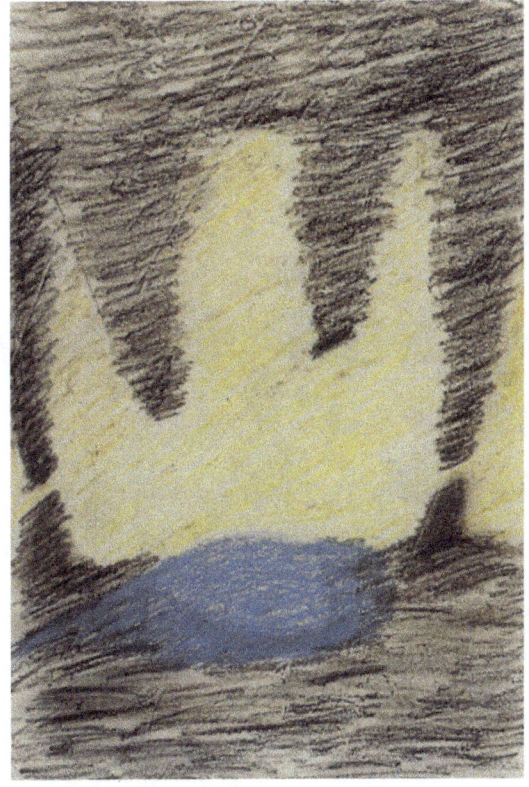

Die Grotte: Durchblick auf Licht und Wasser während der Behandlung.

nach der Gestimmtheit eines Patienten, nach Veränderungen im Kontaktverhalten, nach Antrieb und Schlafprofil muß heute zum Standard auch eines Allgemeinarztes gehören. Für den Patienten lebensgefährlich kann es sein, wenn der Arzt die Symptome des depressiven Wahns nicht erkennt oder nicht nach Todeswünschen, Suizidideen und Suizidversuchen in der Vorgeschichte fragt. Auch die Verwechslung einer Depression mit einer Demenz bei älteren Menschen kann weitreichende Folgen haben, weil dann Behandlungschancen nicht wahrgenommen werden.

In den letzten Jahren hat sich der Kenntnisstand der Allgemein- und Hausärzte in der Diagnostik psychischer Störungen und den Möglichkeiten und Grenzen der medikamentösen Therapie allerdings verbessert. Auch die psychosoziale Kompetenz der Ärzte hat – dank besserer Ausbildungsmöglichkeiten – zugenommen. Trotzdem kann es in der Begleitung und Therapie eines depressiv kranken Menschen immer wieder zu Fehlern kommen.

Therapeutisches Fehlverhalten
Mangelnde Einfühlung, unterkühlte Distanziertheit
Übergroße Nähe und Überidentifikation
Kritisierendes Verhalten und Besserwisserei
Überzogene Naturwissenschaftlichkeit
Übernahme von Hoffnungslosigkeit, Verzweiflung und Perspektivlosigkeit durch den Therapeuten selbst
Übernahme der Sichtweise („Brille") des Patienten
Diskutierendes Argumentieren, wer „recht" hat – der Patient in seinem Erleben oder der Therapeut mit seinem Wissen
Nicht-ernst-Nehmen des depressiven Erlebens des Patienten
Versuche, dem Patienten einzureden, es gehe ihm besser oder gut
Versprechungen, diese oder jene Maßnahme werde dem Patienten helfen
Ratschläge, diese oder jene lebenswichtige Entscheidung zu treffen
Empfehlungen wie: Urlaub machen, sich in Ferien erholen, eine Kur machen, „Fünfe gerade sein lassen", „alles leichter nehmen", „sich zusammenreißen"
Bagatellisierung, Abwertung und/oder Überdramatisierung
Überredungsversuche bei Wahnideen
Überaktivität und zu rasche Suche nach Veränderung
Individuelle Bedeutung von Ereignissen, Trennungen o. Ä. nicht ernst nehmen, abwerten

Eine Fehlverhaltensweise betrifft das Umgehen mit Nähe: mangelnde Einfühlung, unterkühlte Distanziertheit, manchmal auch kombiniert mit kritisierendem Verhalten oder naturwissenschaftlicher Besserwisserei auf der einen Seite; auf der anderen Seite Neigung, übergroße Nähe anzubieten, sich zu überidentifizieren, dadurch in dramatischen Situationen, wie akuter Suizidalität, die nüchterne Klarheit und auch notwendige Professionalität zu verlieren. Mangelnde Einfühlung führt beim Patienten zum Gefühl, nicht verstanden, nicht akzeptiert zu werden in seinem Leid. Übergroße Nähe und Überidentifikation führt zu einem überbeschützenden Verhalten und setzt etwas fort, was in der Lebensgeschichte des Patienten bereits Teil der Depressionsverursachung und -auslösung geworden ist, nämlich die Störung der Entwicklung des depressiv Kranken zu einer autonomen Person.

Gefährlich ist auch die Übernahme von Hoffnungslosigkeit, Verzweiflung und Perspektivlosigkeit durch den Therapeuten selbst. Mitfühlen darf nicht heißen: „Wir sitzen im gleichen Boot und haben beide die Ruder weggeworfen", sondern heißt einfühlsames Verstehen des depressiven Erlebens, wobei durch die Person des Therapeuten gleichzeitig Überlebensfähigkeit, Hoffnung, Bewältigung von Depressivität modellhaft dargestellt wird.

Mit einem depressiven Patienten über die Sichtweise seiner depressiven Welt, seiner depressiven Betrachtungsweise zu „argumentieren", ist ebenfalls Unsinn. Besser ist es, zu sagen: „Sie erleben das jetzt so, ich selbst, in meiner eigenen Erfahrung, nach meiner Beurteilung erlebe es anders."

Versuche, einem Depressiven einzureden, dass es ihm besser gehe, als er selbst es meint, bringen ebenfalls nicht weiter. Es spricht jedoch nichts dagegen festzuhalten, dass man selbst den Eindruck einer beginnenden Besserung habe, wenngleich man sich als Therapeut bewusst sei und auch aus der Erfahrung wisse, dass der depressiv Kranke dies selbst nicht oder noch nicht so erlebte.

Es ist grundsätzlich zu vermeiden, Depressive, insbesondere in einer schwereren Depression, in Kur oder Urlaub zu schicken. Sich „die schöne Welt anzuschauen", führt nicht zur Verbesserung der Befindlichkeit, sondern zu einer Verschlechterung. Der depressiv Kranke ist nicht in der Lage, seine Umwelt aufzunehmen, er ist nicht zur Interaktion, nicht zum Genuss in der Lage, und zum Urlaub gehört schließlich Genussfähigkeit. Dasselbe gilt für Kureinrichtungen, in denen der depressiv kranke Mensch meist einsamer als zu Hause oder in einer psychiatrischen Klinik ist, weniger Beziehungsangebote hat und in denen ebenfalls Genuss- und Kommunikationsfähigkeit gefragt sind. Wenn der Arzt eine Kur oder einen Urlaub vorschlägt, wird der Kranke dieses Hilfsangebot zunächst als positiv empfinden, dann aber doppelt darunter leiden, wenn es „nichts bringt". Eine Kur sollte erst nach ausreichend stabiler Symptombesserung der Depression und erneuter Arbeitsaufnahme nach ca. einem halben Jahr zur „Stabilisierung" empfohlen werden. „Kuren" bei akuter Depression sind falsch.

Therapeutisch verderblich sind Bemerkungen wie: „Reißen Sie sich doch mal zusammen!" oder: „Lassen Sie doch alle Fünfe gerade sein!" oder: „Schauen Sie doch mal die schöne Welt!" Ärzte, Therapeuten, aber auch Angehörige, die sich bei derartigen Sprüchen ertappen, müssen sich fragen, ob sie hier nicht eigene Depressivität abwehren und ihre innere Überzeugung: „Ich schaffe alles selbst" auf die Kranken übertragen.

Alle Formen von Bagatellisierungen, aber auch alle Formen von Überdramatisierung und von Überaktivismus sind im Umgang mit depressiv Kranken fehl am Platze. Depressionsbehandlung braucht Zeit, Geduld, Warten auf und Bemerken von kleinsten Veränderungen. Regelmäßigkeit der Kontakte, Zuverlässigkeit in den Terminen, Verständnis für den Patienten und Fachkompetenz sind zentrale Aspekte heutiger antidepressiver Therapie.

> „Die Treppe fällt man auf einmal hinunter; es ist mühsam, braucht Zeit und Geduld, es gibt Rückschläge, Stufe für Stufe wieder nach oben zu steigen." (Ausspruch eines Patienten)

Fehler, die Depressive machen

Die Begriffe Zeit und Geduld leiten über zu den „Fehlern", die Depressive mit sich selbst machen bzw. machen können. Eine der wichtigsten Anforderungen, die doch so schwer einlösbar ist, ist das „Mit-sich-selbst-Geduld-Haben" und das „Sich-Zeit-Nehmen". Eine depressive Erkrankung ist nun mal keine Blinddarmentzündung, die einschließlich Operation und Rekonvaleszenz nach 3 bis 4 Wochen überstanden ist. Es gibt zwar depressiv kranke Menschen, die sich innerhalb von 4 Wochen gut erholen, aber es gibt auch Depressive, die 1 bis 2 Jahre unter ihrer Symptomatik leiden.

Es fällt depressiv Kranken außerordentlich schwer zu akzeptieren, dass sie „ihre eigene Zeit der Depression" brauchen, denn jeder Tag, der in der Depression verrinnt, wird als verlorener Tag gewertet. *Sich zu wenig Zeit lassen* und zu wenig Geduld mit sich selbst zu haben, ist einer der größten Fehler, die Depressive sich selbst gegenüber machen.

Ein weiterer Fehler ist der häufig geäußerte Wunsch: „Ich möchte wieder so sein wie vorher". Viele Depressive sind gefangen in ihrer *Angst vor Veränderung*, vor Verunsicherung, vor Risiko und Abenteuer und zaudern, ohne sich einmal auf das Abenteuer von Veränderungen einzulassen. Die Gefahr, dass sie später wieder depressiv werden, ist dann groß. Kein depressiver Mensch wird „wie vorher". Ziel kann nicht sein, „der/die Alte" zu werden, sondern „der/die Neue", die/der mit der Störung umgehen kann, der/dem es besser geht und der/die um seine Belastungsfaktoren und die eigenen Anteile weiß.

Depressive *Hoffnungslosigkeit* ist ein weiterer „Fehler". Viele Depressive vertrauen kaum auf Hilfsangebote und -möglichkeiten. Schuldgefühle und Hoffnungslosigkeit sind eine gefährliche Mischung, die zum Suizid führen kann. Der Altruismus Depressiver schlägt dann in den gefährlichen Irrtum um: „Wenn es mich nicht mehr gibt, kann mein Mann wieder heiraten und meine Kinder haben dann eine gesunde Mutter." Wenn sich Depressive bei solchen Denkfehlern ertappen, sollten sie ganz rasch mit jemandem darüber sprechen. Grundsätzlich besteht heute bei allen Depressiven die Möglichkeit der Besserung von Symptomatik und Depressivität.

Weitere Fehler beziehen sich auf die *Einnahme von Medikamenten*. Die allerwenigsten Menschen nehmen gerne Medikamente ein. Es ist schwierig für Betroffene wie für Angehörige zu akzeptieren, dass depressive Symptome durch eine chemische Substanz beeinflusst und verändert werden können; am ehesten scheint noch akzeptabel, dass Schlaf- und Appetitstörungen oder psychomotorische Unruhe gebessert werden. Auch dass man Medikamente so rasch wie möglich wieder absetzen möchte, insbesondere, wenn man sich besser fühlt, ist verständlich. Dennoch: Die Antidepressiva müssen ca. 8–12 Monate lang eingenommen und dürfen dann nur in Absprache mit dem Arzt schrittweise abgesetzt werden.

Auch Lithium oder ein anderes Prophylaktikum dürfen nicht eigenmächtig abgesetzt werden, wie es besonders manisch-depressive Patienten zu Beginn einer manischen Episode gern tun. Da man sich in der beginnenden Manie hochgestimmt und auf keinen Fall als krank empfindet, muss der manische Patient vorher mit Angehörigen bzw. seinem Hausarzt vereinbart haben, dass diese ihn – auch wenn er nicht krankheitseinsichtig ist – in Behandlung bringen.

Die Frage nach dem Absetzen von Lithium bzw. auch einer anderen Phasenprophylaxe (Valproat, Lamotrigin, Carbamazepin) ist legitim und muss ernst genommen werden; zumal wenn jemand seit Jahren nicht mehr depressiv oder manisch war. Nur, bei einem gut eingestellten Diabetes-Kranken würde man, weil gut eingestellt, das Insulin auch nicht absetzen. Wenn man sich zum Absetzen entscheidet, dann gemeinsam mit einem Psychiater/Nervenarzt und mit einem Absetzplan, der ein halbes bis ein Jahr läuft und für den man sich viel Zeit für die Begleitung des Patienten und die Einbeziehung von Angehörigen nehmen muss.

Besserung der akuten Depression bis zur Symptomfreiheit ist grundsätzlich möglich, heißt aber noch nicht, daß man wieder voll belastbar ist. So kommt nach der Akutbehandlung immer eine Zeit (geschätzt 4–6 Monate), in der langsam wieder „Belastbarkeit" in Arbeit und Alltag geübt und erworben werden muß. Im Arbeitsleben spricht man heute von der Notwendigkeit einer „gestuften Wiedereingliederung".

Was Arbeitgeber, Nachbarn, Familie und Freunde wissen sollen

Die Frage, welche Menschen über die depressive Erkrankung Bescheid wissen sollen und wie man sie am besten informiert, kann für den einzelnen Kranken sehr wichtig sein. Denn obwohl oft die Depression anfänglich nicht nach außen sichtbar ist und erst später depressive Herabgestimmtheit oder Verstimmung, rasche Erschöpfbarkeit und Müdigkeit, Rückzug aus den bisherigen sozialen Bezügen deutlich werden, fällt Partnern und Kindern, aber auch Nachbarn, Freunden oder Arbeitskollegen die Veränderung auf.

Arbeitgeber

Der Arbeitgeber weiß immer dann Bescheid, wenn er die Krankmeldung eines psychiatrischen Krankenhauses oder eines Nervenarztes bzw. Psychiaters erhält. Er wird daraus auf das Vorliegen einer psychischen Erkrankung

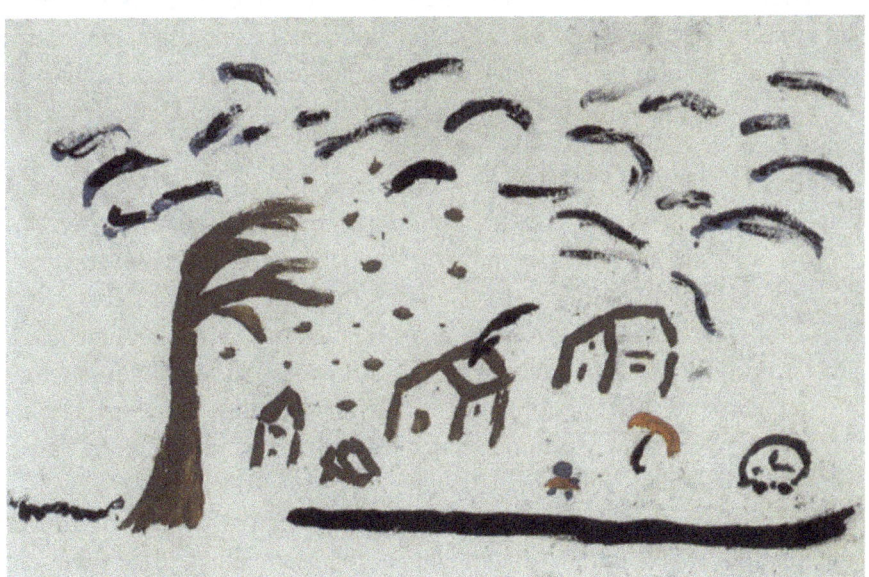

Ausgeliefert den Stürmen des Lebens.

schließen. Stellt der Hausarzt die Krankmeldung aus, kann man eine depressive Erkrankung auch „geheim" halten, was bei einer Ersterkrankung durchaus überlegenswert ist. Längerfristig bewährt sich jedoch das Geheimhalten nicht, denn es zwingt zur konstanten Verstellung und es vermittelt dem Depressiven das Gefühl, dass seine Erkrankung etwas Minderwertiges, Negatives, Schlimmes ist, worüber man nicht reden kann und darf.

In großen Firmen mit einem Betriebsarzt empfiehlt es sich, mit diesem offen zu reden. Auch der Betriebsarzt ist zur Wahrung des Arztgeheimnisses verpflichtet, er hat jedoch Einfluss und kann den Patienten schützen. In extremen Fällen kann es nämlich z. B. dazu kommen, dass der depressive Patient um Versetzung von seinem bisherigen Arbeitsplatz, um Rückstufung bezüglich seiner Kompetenz und vielleicht sogar seines Gehaltes bittet, weil er sich als Versager, als minderwertig, als leistungsinsuffizient empfindet.

Oft werden depressive Arbeitnehmer jedoch überfordert, weil sie nicht Nein sagen können oder wollen. Es fällt leicht, depressive Arbeitnehmer auszunutzen, was sicher nicht bewusst geschieht, wo sich jedoch die Anforderungen auf Arbeitgeberseite und die depressive Struktur des Arbeitnehmers treffen. Da depressiv kranke Menschen sehr zuverlässige, korrekte und leistungsorientierte Menschen sind, sind sie meist beliebte Arbeitnehmer (Ausnahme manisch-depressive Patienten, die in den manischen Phasen auffällig werden), und sie werden, sofern nicht die allgemeine wirtschaftliche Situation gegen jeden kranken Menschen steht, seltener entlassen als z. B. schizophren kranke Patienten, die eher auffallen und in ihrem Sozialverhalten schwierig werden können.

Je nach Beziehung zum Personal- oder Firmenchef (je persönlicher und länger diese besteht und positiv erlebt wird, umso besser) sollte der Depressive sich um Offenheit bemühen. Wenn jemand mehrfach depressiv krank war, chronisch depressiv ist oder in einer manisch-depressiven Phase auffällig wurde, ist es ratsam, das Gespräch mit dem Personalchef zu suchen und die Situation klarzustellen. Solche Gespräche sollten gut vorbereitet sein und in Begleitung eines Angehörigen und eines Sozialarbeiters (aus der Firma, dem Krankenhaus, vom sozialpsychiatrischen Dienst, vom psychosozialen Dienst etc.) erfolgen.

Wichtige Entscheidungen hinsichtlich beruflicher Veränderungen sollten auf keinen Fall in der tiefen Depression getroffen werden, wenn die Hoffnungs- und Perspektivlosigkeit, Insuffizienz- und Schuldgefühle die Einschätzung der eigenen Leistungsfähigkeit bestimmen.

Insbesondere bei mehrfach depressiv Kranken, bei manisch-depressiven Patienten oder bei chronisch Depressiven ist es auch ratsam, einen *Schwerbehindertenausweis* zu beantragen und sich so vor rascher Kündigung zu schützen. Dass dies kein absoluter Schutz ist, gilt insbesondere für kleinere Firmen, bei denen der Ausfall einer wichtigen Person bereits Konsequenzen für den gesamten Betrieb hat. In größeren Betrieben sind jedoch Umsetzungen durchaus möglich.

Eine Depression kann auch Grund für eine Berufsunfähigkeit und vorzeitige Berentung werden, wobei dann die Frage ansteht, was der depressiv kranke Mensch danach tut. Insbesondere für jüngere Depressive oder solche im mittleren Lebensalter kann dies sehr problematisch sein. Eher neigen depressive Arbeitnehmer jedoch dazu, eine Berentung so lange wie möglich hinauszuschieben und vorzeitig, noch kaum belastbar, ihre Arbeit wieder aufnehmen.

Die Frage der Offenheit gegenüber dem Arbeitgeber lässt sich also global nur so beantworten, dass dies vom Ausmaß der Erkrankung, von der Dauer der Erkrankung und auch von der Beziehung zum jeweiligen Personal- bzw. Firmenchef und Vorgesetzten abhängig ist. Langfristig ist eine Geheimhaltung nicht möglich, schon alleine der Gerüchte wegen, sodass bei einigermaßen günstiger Situation und nach guter Vorbereitung eher offensiv vorgegangen werden soll.

Nachbarn

Was sage ich meinem Nachbarn, wenn er mich fragt, wo ich bin? Dieses Problem betrifft ganz besonders Depressive, die in stationärer psychiatrischer Behandlung sind, denn man kann davon ausgehen, dass eigentlich alle in der Nachbarschaft davon wissen. Auch längerfristige Krankschreibung bei einer ambulant behandelten Depression führt zu neugierigem Nachfragen. Grundsätzlich wird man bei einer seelischen Erkrankung sehr rasch merken, wo Freunde und hilfreiche Bekannte sind, die Mitgefühl und Unterstützung anbieten, auch wenn sie sich hilflos fühlen und erst Information benötigen, und wo nur neugierige Menschen sind, die ein neues Thema für Tratsch gefunden haben.

Im engsten Freundeskreis empfiehlt es sich, offen und direkt zu sein und auch von „Depression" zu sprechen. Den Freunden sollte man auch nähere Informationen über diese Krankheit und die Behandlung geben.

Im weiteren Freundes- und Bekanntenkreis hat es sich bewährt, von „depressiver Erschöpfung", „Erschöpfungsdepression" oder „Burnout" zu sprechen. Oftmals beobachtet man dann im Bekannten- und Freundeskreis eine seltsame Mischung von Hilflosigkeit und Neugier, das Bedürfnis mehr zu wissen, und zwar aus ernsthaftem Interesse heraus, aber auch Vermeiden des Nachfragens, weil man nicht weiß, wie man mit dem depressiv Kranken umgehen soll, weil man ihm nicht wehtun möchte. Wir empfehlen Depressiven, die z. B. am Wochenende aus der Klinik beurlaubt werden, offen in die Gemeinde zu gehen, sich in der Kirche zu zeigen, sofern sie sonst Kirchgänger sind, gemeinsam mit dem Partner, mit Familienmitgliedern, die auch stützend wirken können, einkaufen zu gehen etc.

Familie

In der Familie weiß der *Partner* in der Regel über die Krankheit Bescheid. Daneben gibt es aber auch den nichts wissenden, den nichts ahnenden Partner, der sozusagen aus dem heiteren Himmel mit einer akuten suizidalen Reaktion überrascht wird, dann häufig sehr verzweifelt und aufgelöst ist und seinen depressiven Partner in fürsorglichen Schutz bringen möchte – häufig ist dies auch dringend erforderlich.

Natürlich merken auch *Kinder*, dass es ihrer depressiven Mutter oder dem depressiven Vater schlecht geht. Depressive Eltern scheuen sich jedoch häufig, mit ihren Kindern „Klartext" zu reden, und sie darüber zu informieren, was los ist. Einmal, um sie nicht zu belasten, weil sie merken, dass die eigene depressive Hoffnungslosigkeit, die eigenen Insuffizienzgefühle, die fehlende Zukunftsperspektive, die eigenen körperlichen Beschwerden auch das Kind belasten und ihm Sorgen machen. Zum anderen, weil sie sich schämen, ihren Verpflichtungen als Mutter, als Vater nicht nachkommen zu können, ja eine Belastung für die Familie zu sein.

Sobald wie möglich sollten aber die Kinder in einer altersgerechten Art und Weise über die Erkrankung informiert werden. Man kann darüber diskutieren, ob man bei jüngeren Kindern vor dem 10. Lebensjahr (dies ist eine relativ willkürliche Zahl) eher von: „Der Mutter geht es schlecht, sie ist beim Doktor in Behandlung, sie muss Medikamente nehmen" spricht und ob man bei älteren Kindern den Begriff der Depression einführt; wichtig ist, dass Kinder die Depression ihrer Mutter als Krankheit verstehen. Über Krankheit kann man auch in der Schule reden und muss sich dafür nicht schämen. In der ausklingenden Depression empfiehlt es sich dann, besonders mit älteren Kindern und Jugendlichen ausführlicher über die Krankheit zu reden und ihnen evtl. auch etwas über das Krankheitsbild zum Lesen zu geben. Neuerdings werden von Betroffenenorganisationen auch Hilfen für die Information von Kindern depressiver Eltern angeboten. Auch bei Depressiven in stationärer Behandlung gibt es zunehmend Angebote zur Information.

Der gesunde Ehepartner hat dabei gegenüber den Kindern eine besondere Verpflichtung, denn er muss einerseits um Verständnis für den kranken, depressiven Partner werben, deutlich machen, warum die depressive Mutter, der depressive Vater, obwohl sie/er zu Hause ist, nicht das Mittagessen für die Schulkinder machen konnte, den ganzen Tag im Bett liegen bleibt, nachts nicht schlafen kann, Gedanken von Hoffnungslosigkeit äußert usw.; er muss dies als Ausdruck von Krankheit verstehbar machen können, und er muss das Bindeglied zwischen den Kindern und dem kranken Familienmitglied sein. Dass dies belastet, dass dies schwierig sein kann, ist offensichtlich. Deswegen ist es ratsam, dass der gesunde Partner in Angehörigengruppen oder auch im Gespräch mit dem Arzt oder einem eigenen guten Bekannten Entlastung findet.

Es wird deutlich, dass die Angehörigen eine wichtige Rolle spielen und deswegen in die längerfristige Therapieplanung mit einbezogen werden müssen.

Was Angehörige tun können, tun sollen, was sie nicht tun sollen

Die Angehörigen depressiv kranker Menschen sind häufig in einer schwierigen Situation. Erkrankt ein Familienmitglied erstmals depressiv, erkennen Angehörige die Erkrankung oft spät bzw. verwechseln sie häufig mit „Burnout" oder normaler Trauer. Anfänglich erfährt der Depressive, z. B. nach einer Verlustsituation, Zuwendung und Verständnis durch gemeinsames Weinen, sich gegenseitig in den Arm nehmen, bis zu konkreten Ratschlägen und Unterstützung durch Familie und Freunde. Mit der Zeit merken jedoch die Angehörigen, dass neben dem depressiven Gefühl auch andere Beschwerden, z. B. Schlafstörungen, dauernde Appetitlosigkeit, Gewichtsabnahme, Verlangsamung im Bewegungsablauf, Grübelzustände auftreten, die Besorgnis erregen. Dies führt dann zum Umdenken: Der vorher trauernde, der als im landläufigen Sinne „depressiv" verstandene Angehörige wird nun als „krank", als hilfsbedürftig erkannt, und ärztliche Behandlung wird empfohlen. Andere Angehörige ziehen sich zunehmend zurück, werden missgestimmt, weil der depressiv Kranke auf ihre liebevolle Zuwendung nicht reagiert, nicht reagieren kann (Psychiater nennen dieses Symptom der Erkrankung „fehlende Reaktivität"). Dies wird vom fürsorglichen Angehörigen als Missachtung, als Nichteingehen auf seine Fürsorge, vielleicht sogar als Lieblosigkeit, als emotionaler Rückzug, als gefühlsmäßige Eiszeit missverstanden, und es entsteht Ärger über den Depressiven. Liebesbeziehungen werden zerstört; junge depressive Mütter, deren Kinder unter der Unfähigkeit der sonst fürsorglichen Mutter, sich ihnen liebevoll zuzuwenden, leiden, werden als „Rabenmütter" kritisiert und missverstanden, was die Depression verstärkt.

> Einem jungen Ehepaar, das gerade ein Kind bekommen hatte, wurde von der Schwiegermutter nahe gelegt, sich zu trennen, weil die Ehefrau und junge Mutter infolge der Wochenbettdepression nicht mehr in der Lage war, sich um das Kind emotional zu kümmern. „Ich wusste, dass es mein Kind ist, das sagte mir der Verstand, aber ich konnte keine Gefühle mehr empfinden", berichtete die Patientin später.

Angehörige müssen wissen, dass es sich hier nicht um Lieblosigkeit, Bösartigkeit, um absichtlichen emotionalen Rückzug handelt, sondern dass diese Kommunikationsstörung Ausdruck der Depression ist, genauso wie die Unfähigkeit, Freude empfinden zu können, weinen zu können, und dass dieser Zustand sich im Laufe der Therapie wieder bessert. Sie müssen auch wissen, dass der Depressive selbst unter dieser Unfähigkeit, Gefühle ausdrücken zu können, leidet.

Die Insuffizienz, die Klage des Depressiven über Insuffizienz, die rasche Erschöpfbarkeit, insgesamt das Nichtkönnen wird von Angehörigen, auch vom weiteren Umfeld, z. B. von Arbeitskollegen, häufig als Nichtwollen verkannt. Insbesondere zu Beginn einer Depression, wenn rasche Erschöpfung, Rückzug wegen Ermüdung, Gefühle von Insuffizienz im Vordergrund stehen und die Depression als solche noch nicht erkannt ist, wird dem depressiv Kranken gerne unterstellt, er könne ja, wolle nur nicht. Dabei gehört das *Nichtkönnen* bzw. das Nichtwollenkönnen zu den wesentlichen und zentralen Symptomen depressiven Krankseins. Der depressiv Kranke ist ja eigentlich aufgrund seiner Leistungsorientierung ein Mensch, der eher zu viel tut, der überstrukturiert, überordentlich, überleistungsorientiert ist, sodass dies in der Therapie reduziert werden muss. Deshalb nochmals in aller Kürze:

> Es geht beim Depressiven nicht um Nichtwollen, sondern um Nichtkönnen.

Auch bei Schuldideen, bei Selbstanklagen, bei religiösen Versündigungsideen läuft vor allem der gläubige Angehörige Gefahr, nicht die Erkrankung, sondern das Versagen gegenüber einer weltlichen oder religiösen Instanz zu sehen. Leider gibt es auch religiöse Sekten und Gruppierungen, die die Depression als Ausfluss eines „Zuwenig" im religiösen Bereich betrachten („Wenn du genug gebetet hättest, wärst du nicht krank geworden"). Da viele depressiv Kranke in der tieferen Depression auch nicht mehr beten können, das Gefühl der emotionalen Verbundenheit mit ihrem Gott verloren haben oder es verloren glauben, empfinden sie dies als schuldhaftes Verstoßensein, als Getrenntsein, als Herausfallen aus der göttlichen Fürsorge. Natürlich gibt es in der Depression Themen, in denen Religion eine wichtige Rolle spielt, und die Religionspsychologie hat sich intensiv mit dem grenzübergreifenden Thema der Schuld befasst. Erfahrene Klinikpfarrer wissen jedoch sehr wohl zwischen religiös in das Lebensschicksal eingebetteter Schuld und krankhaft verstärktem und krankheitsbedingtem Schulderleben mit Schuldwahn zu unterscheiden. Die Einbeziehung des jeweiligen Gemeinde- oder Klinikpfarrers ist deshalb oft hilfreich, überhaupt das Wissen um die religiöse Orientierung eines depressiven Patienten (Sinnfrage, Schuldfrage, Suizidalität usw. sind Fragen, die in den religiösen Hintergrund eines Menschen eingebettet sind).

Der *überfürsorgliche* Angehörige kann, obwohl er es „gut" meint, neben dem verständnislosen, ebenfalls zu einem Problem werden. Partnerschaftliche Fürsorge kann hilfreich sein, aber auch die Entwicklung von Eigenverantwortlichkeit, von Autonomie des depressiv Kranken behindern. Angehörige sollten z. B. nicht versuchen, mit den zuständigen Therapeuten über ihren depressiven Partner oder das depressive Familienmitglied zu reden, ohne dass dieser dabei ist. Der Depressive ist nicht geisteskrank, er ist nicht entmündigt, er ist kein grundsätzlich lebensunfähiger und hilfloser Mensch, sondern er ist in seiner jetzigen Befindlichkeit herabgestimmt und unterstützungsbedürftig. Er sollte nicht zusätzlich durch überbeschützende Maßnahmen eingeengt und abgewertet werden. Lebenswichtige Themen sollten sowieso erst nach Gesundung des Patienten entschieden werden.

Angehörige sollten auch nicht auf *medikamentöse oder psychotherapeutische Maßnahmen* Einfluss nehmen (wollen). Der Wunsch nach Information ist völlig angebracht. Patient, Angehöriger und Arzt bzw. Therapeut sollten sich in dem gemeinsamen Ziel unterstützen, dem Kranken zu helfen, und sich nicht gegenseitig bekämpfen. Genauso wie der Arzt die Erfahrung des Angehörigen mit seinem depressiven Partner respektieren und einbeziehen muss, sollte der Angehörige die Therapieentscheidung des Arztes respektieren. Sinnvoll kann es dabei sein, wenn die Angehörigen unauffällig auf die Einhaltung der Therapie achten, z. B. Medikamenteneinnahme, Tagesaktivitäten. Wenn die Notwendigkeit zur stationären Behandlung besteht, sollten Angehörige sich nicht dagegenstellen; es ist kein „Abschieben in die Psychiatrie", sondern eine befristete, hilfreiche Maßnahme auf Zeit. Den bewusstlosen Partner würde man sofort in die nächste Klinik bringen, warum nicht auch den suizidgefährdeten Depressiven?

Es ist gut verständlich, dass Angehörige von depressiv Kranken *Enttäuschung* empfinden, „wenn nichts vorangeht". Hier sind Informationen wichtig (wie sie z. B. dieses Buch bietet), aber auch der Austausch mit anderen, am besten in einer Angehörigengruppe, die von den psychiatrischen Kliniken angeboten wird.

Die Einbeziehung von Angehörigen, die Zusammenarbeit mit Angehörigengruppierungen wird heute auch in der Depressionsbehandlung für dringend notwendig erachtet. Gemeint ist dabei nicht die Paar- oder Familientherapie, wo Angehörige bzw. Partner definitionsgemäß schon immer in die Psychotherapie eingebunden waren und sind, sondern die Information, Psychoedukation, gemeinsame Begleitung. Bei langfristigen Therapien – ein manisch-depressiver Patient, der 15 Jahre ambulant behandelt wurde, kam beispielsweise mindestens 10 Jahre regelmäßig mit der Ehefrau – ist dies sowieso unumgänglich. Von Angehörigen ist dann auch Offenheit für die Psychiatrie und Psychotherapie und Bereitschaft, sich selbst einzubringen und zu entwickeln, zu fordern.

> **Regeln für den Umgang mit einem depressiven Familienmitglied (Empfehlungen nach Erfahrungen Angehöriger)**
> *Wie nicht?*
> Nicht therapeutisch
> Nicht überfürsorglich einengen
> Nicht misstrauisch oder ängstlich überwachen
> Nicht schulterklopfend abwerten
> Nicht aggressiv ablehnen
> Nicht ums Rechthaben streiten
> Sich nicht selbst überfordern und überschätzen
> Sich nicht von depressiven Denkweisen und Stimmungen des kranken Angehörigen anstecken oder herabziehen lassen
> Kein überoptimistisches Theater vorspielen, aber auch nicht in Hoffnungslosigkeit verfallen
>
> *Wie dann?*
> Verständnisvoll einfühlen
> Warm-empathisch, fürsorglich wie auch für einen körperlich Kranken
> Nähe herstellen, aber auch Distanz halten
> Geduld mit sich selbst und dem Kranken haben
> Hilfe in Anspruch nehmen und akzeptieren
> Echt bleiben, eigene Enttäuschungen über und Aggressionen auf den Kranken erkennen, bei sich als menschlich-verstehbar zulassen, aber nicht ausleben
> Alle nicht-depressiven Äußerungen, Handlungen lobend aufgreifen
> Auffordern zu (gemeinsamer) Aktivität, nicht über- oder unterfordern
> Tagesablauf gestalten vom morgendlichen Aufstehen bis zu (gemeinsamer) Zeit am Abend

Das Leben mit einem depressiv Kranken ist nicht einfach, weil die Hoffnungslosigkeit, die Insuffizienz und Klage oder die ständige Verantwortung die Angehörigen fordert und überfordert. Dadurch entstehen Gefühle von Aggression, von Wut, Verärgerung und Enttäuschung, die dem Kranken gegenüber jedoch nicht geäußert werden können, weil sie zur Verstärkung seiner Depressivität und Schuldgefühle führen. Doch diese Zeit geht vorbei, denn die Depression lässt sich heute behandeln und sogar heilen. Dass Angehörige sich dabei selbst auch Rat, Hilfe und Unterstützung für sich selbst holen, ist legitim und sollte sich der Angehörige auch zugestehen; es ist kein Zeichen von Schwäche. Allerdings sollte man sich an kompetente Ratgeber vom Fach wenden; man muss oft suchen.

Unterstützende Therapieformen

Neben der medikamentösen Behandlung und der Psychotherapie gibt es, besonders in den Kliniken, noch weitere Behandlungsformen, die vor allem unterstützend eingesetzt werden.

Die *Bewegungstherapie*, die *Beschäftigungstherapie* bzw. Gestaltungstherapie und andere kreative Therapien (als Teil der Ergotherapie, wie man heute sagt) sind solche zusätzlichen Therapiebausteine. Allen Therapieformen gemeinsam ist der *nonverbale, psychotherapeutisch orientierte Zugang*, der auf Persönlichkeitszüge des Patienten, auf Verhaltensweisen, auf depressives Erleben und auch körperliche Befindlichkeit zielt, ohne dass das Gespräch im Vordergrund steht. Natürlich spricht man auch in der Beschäftigungstherapie oder in der Bewegungstherapie miteinander und macht in der Musiktherapie nicht nur Musik auf Instrumenten, aber das Wesentliche ist, dass mit den verwendeten Materialien Zugang zur eigenen Persönlichkeit geschaffen werden soll.

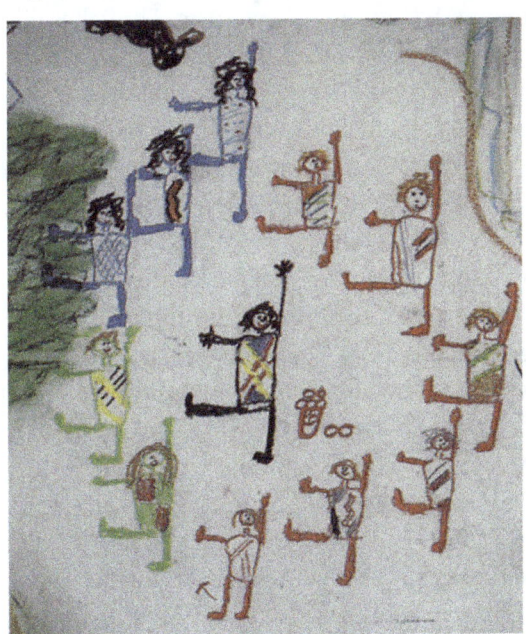

Gemeinsames Erleben in der Gymnastikstunde.

In der *Maltherapie* kann das aktuelle Befinden des depressiv Kranken ausgedrückt werden, es können Entwicklungen, Veränderungen, Probleme deutlich gemacht werden, über die nicht, vielleicht noch nicht gesprochen werden kann. Malen, Töpfern u. Ä. führt auch sehr rasch zu Ergebnissen und wirkt damit dem Erleben der eigenen Insuffizienz und der eigenen Wertlosigkeit entgegen; zumindest ein Bild, auch wenn es einem zu dünn, zu farblos, zu düster, zu inhaltsarm vorkommt, hat man noch zusammengebracht oder mit dem Ton, auch wenn man nicht zufrieden ist, einen Aschenbecher oder den Boden eines Topfes geformt. Für Depressive besonders geeignete Materialien sind solche, die rasche Ergebnisse ermöglichen (Malen, Weben, Seidenmalerei u. Ä.), oder Materialien, die dem depressionseigenen Zug von Zwanghaftigkeit und Überperfektionismus entgegenwirken (Ton, wiederum Seidenmalerei u. Ä.), somit eine perfektionistische Beherrschung des Materials nicht erlauben, oder Materialien, die in gemeinsamen Gruppenarbeiten unter einem bestimmten Thema zusammengefügt werden können.

In der *Musiktherapie* werden Töne, Klänge, Geräusche von der eigenen Stimme bis zu Instrumenten verwendet, um die eigene Befindlichkeit auszudrücken, Aggressionen deutlich werden zu lassen, miteinander im Klangbild, anhand der Instrumente sich auszutauschen usw. Ähnliches gilt für die psychiatrische *Sport- und Bewegungstherapie*, bei der neben dem Wiedererwerb des Gefühls für den eigenen Körper, für die Muskulatur, für den Stand im Raum, für Bewegungsabläufe das Wahrnehmen der eigenen Person in der Interaktion mit anderen angestrebt wird.

Ähnliche Ansätze gelten für andere Therapiemethoden, die nonverbal sind bzw. Materialen, Instrumente, Geräte verwenden, um sich auszudrücken, sich selbst zu erleben, Zugang zu sich und auch zu anderen zu finden. So gibt es gute Erfahrungen mit Lauf- und Jogginggruppen, die auch körperliche Belastung mit sich bringen.

Von den *Entspannungsmethoden* wie der Muskelentspannung, dem autogenen Training, Yoga etc. hat sich bei den schwerer ausgeprägten Depressionsformen vor allem das Muskelentspannungstraining bewährt; bei leichteren Depressionen bzw. in der depressionsfreien Zeit kann auch Autogenes Training erlernt und angewendet werden.

An körperbezogenen Maßnahmen sind bei depressionsbedingter Kreislaufschwäche, bei niedrigem Blutdruck, auch infolge von Medikamenten *Kneipp-Güsse, Wassertreten, kaltes Duschen* empfehlenswert, bei Verspannung und insbesondere ängstlich-unruhiger Verspanntheit sind auch Nacken- und Schultermassagen, manchmal auch Fango- oder Wärmeanwendungen hilfreich. *Schwimmen, Laufen, Sauna, Radfahren* u. Ä. gehören ebenfalls zu den körperbezogenen Methoden, die das allgemeine Wohlbefinden, die körperliche Selbstwahrnehmung und als Gruppenaktivität auch das Gefühl der Gemeinsamkeit verstärken und so die Depressionslösung unterstützen.

Neuere Therapiemethoden sind die *Lichttherapie* (besonders bei der sog. Winterdepression) bzw. der *Schlafentzug*, der zur erneuten Rhythmisierung der gestörten inneren Zeitabläufe dienen soll. Letzterer hat vor allem in der Klinik seinen Platz und dient einer Re-Synchronisation der in der Depression sozusagen aus dem Ruder gelaufenen hormonellen (neuroendokrinologischen) und sonstigen Stoffwechsellage, der Reaktivierung und Wiederherstellung eines physiologischen Tag-Nacht-Rhythmus. Lichttherapie gilt heute als zusätzliche Standardmethode; durch Verlängerung der vollen Tageslichtbeleuchtung entsprechend einem Hochsommertag mit blauem Himmel wirkt sie stimulierend antidepressiv; außerdem hat sie positiven Einfluss auf die bei der Depression gestörte neuroendokrinologische Achse Zwischenhirn–Hypophyse–Nebennierenrinde. Lichttherapiegeräte für die Behandlung zu Hause bzw. ambulant gibt es heute auf dem Markt.

Erwähnt werden soll an dieser Stelle auch die Einbeziehung von *Selbsthilfegruppen für Depressive*. Längere Zeit bestand hier von therapeutischer Seite eher Skepsis. Positive Erfahrungen in den USA oder der Schweiz und positive Erfahrungen in Deutschland deuten aber darauf hin, dass solche Selbsthilfegruppen für depressiv Kranke unterstützend und hilfreich sein können. „Einmal in der Woche so sein können, wie mir zumute ist – und mich nicht der Familie zuliebe anstrengen zu müssen", beschrieb eine depressive Frau den unterstützenden Effekt. Selbsthilfegruppen können so ein zusätzlich stützendes Element werden. Eine fachärztliche Therapie ersetzen sie nicht, aber sie vermitteln Gemeinsamkeit, Untestützung, Verständnis für depressives Erleben, Informationen zum Umgang mit depressionsbedingten Einschränkungen, zum Umgang mit Medikation und „ich bin nicht allein!".

Stationäre Behandlung in der psychiatrischen Klinik

Der Gedanke, zur Behandlung in eine psychiatrische Klinik – heute Klinik für Psychiatrie, Psychotherapie und Psychosomatik genannt – gehen zu müssen, löst auch heute noch Sorge, Befürchtungen, Ablehnung, Angst vor Stigmatisierung aus. Das Bild der klassischen psychiatrischen Anstalt, der „Klapsmühle" ist immer noch in sehr vielen Köpfen, auch wenn in den letzten drei Jahrzehnten die psychiatrischen Großkrankenhäuser verkleinert, psychiatrische Abteilungen in Allgemeinkrankenhäusern eingerichtet und so genannte psychiatrische Anstalten in Fachkliniken für Erwachsenenpsychiatrie und/oder Kinder- und Jugendpsychiatrie, in Kliniken für Psychiatrie, Psychotherapie und Neurologie umgewandelt wurden. Dass die personelle Ausstattung im ärztlich-psychologischen und im pflegerischen Bereich immer noch, zumal bei der derzeitigen Überbetonung wirtschaftlicher Aspekte, auch in der Psychiatrie und Psychotherapie zu wünschen übrig lässt, ist allerdings eine traurige Tatsache.

Daneben hat in der klinischen Psychiatrie in den letzten 20 Jahren eine *innere Differenzierung und Spezialisierung* stattgefunden. Gemeint ist damit, dass für bestimmte Patientengruppen und deren Erkrankung spezia-

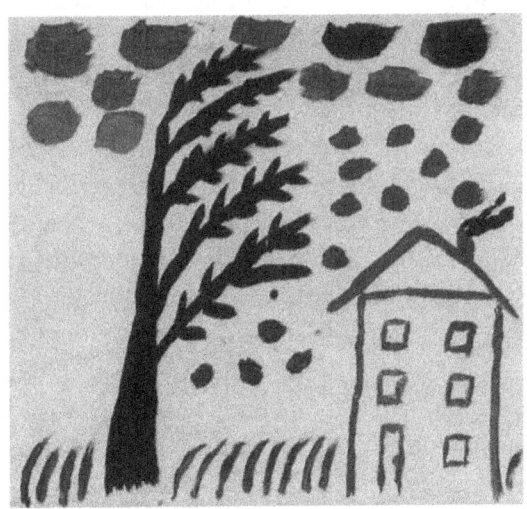

Im Sturm der Therapie – aber man steht wieder.

lisierte Behandlungsangebote gemacht werden. So wurden z. B. für Alkoholkranke oder für Drogenabhängige Suchtstationen gegründet, psychisch kranke alte Menschen werden in gerontopsychiatrischen Abteilungen, psychisch kranke Menschen, die in Zusammenhang mit ihrer psychischen Störung straffällig geworden sind, in so genannten forensischen Abteilungen zusammengefasst. 1968 wurde die erste *Depressionsstation*, also eine Station für schwer depressiv kranke Menschen an der Psychiatrischen Universitätsklinik Basel von den Professoren Kielholz, Pöldinger und Hole eingerichtet. Heute gibt es in der Schweiz einige Depressionsstationen, in Deutschland derzeit etwa 100, von denen die älteste im heutigen Zentrum für Psychiatrie Weissenau (Abteilung Psychiatrie I der Universität Ulm) angesiedelt ist; die Weissenauer Depressionsstation wurde 1976 gegründet. In den Vereinigten Staaten gibt es so genannte „Affective Disorder Units" oder „Mood Clinics", in Polen bestehen derartige Einrichtungen, und auch aus Australien wurden „Mood Clinics" für depressiv kranke Menschen eingerichtet.

Eines ist in der Zwischenzeit deutlich geworden, nämlich dass es für depressiv Kranke nicht günstig ist, gemeinsam mit psychisch Kranken unterschiedlichster Diagnosegruppen behandelt zu werden, z. B. mit akut schizophren-psychotisch erkrankten Menschen, dementiell verwirrten Menschen, suchtkranken Menschen, Menschen mit allen möglichen psychischen Störungen! Depressiv Kranke gehen aufgrund ihres Rückzuges, ihrer Neigung zur Selbstentwertung, ihrer Unfähigkeit, sich zu behaupten, ihrer Aggressionshemmung, ihrer Angepasstheit und Überordentlichkeit in der Großgruppe unterschiedlichster psychisch Kranker unter und kommen so nicht zu dem, was sie als Basis der Therapie am stärksten benötigen, nämlich ausreichend Verständnis, Zuwendung und Orientierung an ihren Bedürfnissen. Auf gemischten Akutaufnahmestationen ist hierfür auch heute leider noch keine Zeit.

Depressionsstationen ermöglichen die Zusammenfassung heute möglicher Maßnahmen: Sie umfassen die pflegerische Ebene mit Beziehungspflege und Aktivierung, das psychotherapeutische Angebot mit Einzel- und Gruppentherapie, das Angebot von Ergo-, Musik-, Sport- und Bewegungstherapie, kompetente biologische Therapie durch Medikamente, Schlafentzug und Lichttherapie, sozialtherapeutisch-systemische Maßnahmen wie Angehörigenarbeit, Kümmern um den Arbeitsplatz etc. In Abb. 8 ist ein Überblick über das Therapiekonzept der Depressionsstation am Zentrum für Psychiatrie Weissenau dargestellt, das beispielhaft für

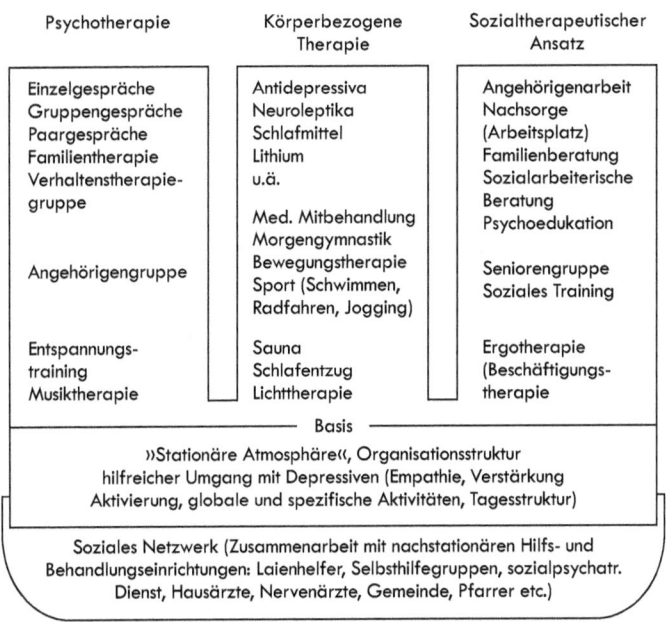

Abb. 8. Typisches Therapiekonzept einer Depressionsstation.

die therapeutische Konzeption anderer Depressionsstationen in Deutschland stehen mag. In dieser Übersicht ist die Erfahrung von über 30-jähriger Arbeit mit depressiven Patienten gebündelt.

Von 100 als depressiv krank und behandlungsbedürftig diagnostizierten Menschen kommen etwa 15 in stationäre Behandlung; dies sind im wesentlichen Menschen mittleren Lebensalters, wobei die Anzahl der unter 30-jährigen zunimmt; es sind Menschen in besonders schwierigen sozialen Situationen, mit so genannten chronischen oder therapieresistenten Depressionen, Menschen nach Suizidversuch oder in suizidalen Krisen, Depressive mit Wahnsymptomatik oder auch aufgrund gleichzeitig vorliegender körperlicher Erkrankung schwer ambulant behandelbare Depressive. Diese Patienten können heute in vielen deutschen Fachkrankenhäusern in spezialisierten „Depressionsstationen" stationär, teilstationär und ambulant behandelt werden.

Neuerdings gibt es auch in der Alterspsychiatrie und -psychotherapie (Gerontopsychiatrie) erste Ansätze, auch hier besondere Behandlungskonzepte für ältere und alte depressiv kranke Menschen, die der stationären Therapie bedürfen, einzurichten (sog. Altersdepressionsstationen).

Der suizidgefährdete Depressive

Die Depression ist heute eine gut behandelbare Erkrankung, sie ist anderseits auch eine lebensgefährliche. Untersucht man, wie viele der Menschen, die jährlich durch Suizid in der Bundesrepublik umkommen, zum Zeitpunkt ihrer Selbsttötung an einer Depression gelitten haben, findet man Angaben von 40–60 %. Aus der Gruppe der Schwer- und Schwerstdepressiven, die in psychiatrischen Einrichtungen behandelt werden müssen, sterben auch heute noch – verfolgt man den Lebenslauf von 100 schwer depressiven Patienten – bis zu 15 % durch Suizid. Diese Zahl scheint sich nur langsam zu verändern. Etwa 40 % aller stationär aufgenommenen depressiven Patienten weisen in der unmittelbaren oder in der längerfristigen Vorgeschichte bereits Suizidversuche auf; Todeswünsche, Suizidideen finden sich bei etwa 60 % aller stationären depressiven Patienten. So muss man heute davon ausgehen, dass Suizidalität ein nahezu obligater Bestandteil depressiven Erlebens ist. Ärzte wie auch Angehörige depressiver Menschen sollten deshalb Äußerungen von Hoffnungslosigkeit, Todeswünschen oder ganz konkrete Suizidideen ernst nehmen, die Kranken auch danach fragen und dann entsprechend handeln.

Wie kann man eine Suizidgefährdung erkennen?

Wichtigste Anzeichen sind direkte oder indirekte *Suizidankündigungen*, Äußerungen über Hoffnungslosigkeit, nicht mehr leben wollen, keine Freude mehr am Leben haben. Gab es im Leben dieses Menschen bereits frühere suizidale Krisen, frühere Suizidversuche, spricht dies ebenfalls für ein erhöhtes aktuelles Risiko. Suizide in der Herkunftsfamilie und in der nahe stehenden Umgebung, Suizide von Partnern oder Familienangehörigen erhöhen das eigene Suizidrisiko des depressiv Kranken, da diese Personen als Modell für Problemlösungen genommen werden können, wenn der Depressive aufgrund seiner Hoffnungslosigkeit selbst nicht mehr weitersieht.

Auslöser können sein: der akute Verlust mitmenschlicher Beziehungen, z. B. die Verwitwung, die Vereinsamung alter Menschen (insbesondere, wenn die Betroffenen gleichzeitig unter einschränkenden körperlichen Erkrankungen oder unter einer Suchtproblematik leiden), akute, nicht lösbar erscheinende, mit dem Gefühl von Schande und Schuld einhergehende berufliche und finanzielle Schwierigkeiten. Geht die Depression mit Wahnsymptomatik, dem Gefühl von Straferwartung, von elendigem Zugrundegehen, von selbstverschuldeter Verarmung und Katastrophe der Familie einher, liegt Hoffnungslosigkeit, dass einem nicht mehr geholfen werden könne, vor, ist von einem erhöhten Suizidrisiko auszugehen. Auch Vorbereitungen, bisher Versäumtes in Ordnung zu bringen, das Schreiben von Testamenten, die Klärung von Versicherungsangelegenheiten usw. können indirekte Hinweise auf eine Suizidgefahr sein.

Typische Äußerungen, die man bei depressiv Kranken häufig hört, sind z. B.:

- „Wenn ich nicht mehr schaffen kann, tauge ich nichts mehr, und es ist das Beste, ich tu mich weg."
- „Jetzt hat er mich verlassen, ich bin ihm nichts mehr wert. Mich mag sowieso keiner, ich bin ja keinem etwas wert, ich bin nichts wert. Das Beste ist, ich bringe mich um."
- „Einschlafen ja, nicht mehr aufwachen. Selber was tun, das würde ich nicht, das kann ich nicht."
- „Ja, ich habe schon daran gedacht, mich umzubringen, wenn das nicht besser wird."
- „Es ist das Beste für meine Familie, wenn es mich nicht mehr gibt. Ich bin doch nur eine Last und es wird nicht besser. Dann kann mein Mann eine neue Frau nehmen und für die Kinder ist gesorgt."

(Zitate aus Gesprächen mit Patienten, Wolfersdorf 1992 a)

Viele Menschen haben Hemmungen, direkt nach Suizidgedanken zu fragen. Dabei ist das direkte, offene und ernsthafte Nachfragen die einzige Möglichkeit, Klarheit über die aktuelle Situation zu bekommen.

> **Fragen zur Klärung der Suizidgefahr**
> Fragen danach, ob Suizidalität überhaupt vorhanden ist (ein Viertel bis ein Drittel der depressiven Patienten hat keine Suizidideen oder Todeswünsche).
> Fragen danach, welcher Art diese Suizidalität ist: Ist es ein Ruhewunsch, der Wunsch, lieber tot sein zu wollen als weiter zu leiden, sind es konkrete Suizidideen, steht eine konkrete Suizidabsicht dahinter?

> Fragen nach dem momentanen Handlungsdruck: Wie sehr sind diese Suizidideen impulshaft, wie sehr schießen sie ein, sind sie noch kontrollierbar?
> Fragen nach Suizidversuchen in der Vorgeschichte: Wie wurde damals mit suizidalen Krisen umgegangen, was hat dem Patienten damals geholfen?
> Fragen nach zusätzlichen Risikofaktoren, z. B. Wahnsymptomatik, ausgeprägte Hoffnungslosigkeit, Schuldgefühle, Untergangserwartung, Straferwartung, oder weiteren suizidfördernden Faktoren wie chronische körperliche Erkrankung, lebensverkürzende Erkrankung, Schmerzen, Vereinsamung im Alter usw.
> Fragen nach dem, was den Kranken noch hält und bindet, danach wie lange es bindet: Sind es externe Bindungen (z. B. Kinder, Ehemann, Angst vor Schande, berufliche Situation), oder gibt es auch interne, eigene Hoffnungen (es kann wieder besser werden, das habe ich schon einmal erlebt, ich möchte selber leben, empfinde es auch als Verpflichtung usw.).
> Ist man im Gespräch einmal soweit, dann stehen Fragen nach den Wünschen in der jetzigen Situation an: Was soll sich ändern, wie soll es sich ändern, wie viel Zeit gibt man sich, wie viel Hoffnung hat man? Dazu gehören auch Fragen nach der Zukunftsperspektive: Wie soll es in einem Jahr in meinem Leben aussehen, was soll dann wichtig sein usw.?

Diese Fragen sind sehr konkret, sehr direkt, aber einfühlsam, nicht wie beim Abhaken einer Checkliste, zu stellen. Zum Beispiel: „Wenn es jemand so schlecht geht wie Ihnen, denkt man vielleicht daran, es sollte vorbei sein mit der Quälerei. Haben Sie schon einmal daran gedacht, Ihrem Leiden und Ihrem Leben ein Ende zu setzen, sich das Leben zu nehmen?" Oder: „Bei Ihrer Hoffnungslosigkeit erscheint mir der Gedanke nahe liegend, sich selbst das Leben zu nehmen. Wie steht es mit solchen Gedanken bei Ihnen?"

Manchmal versuchen die Kranken, ihre Suizidgedanken zu bagatellisieren: „Ach, nehmen Sie das nicht so ernst, das tue ich schon nicht, das geht mir nur jetzt gerade durch den Kopf." Dabei besteht die Gefahr, dass sich Patient, Therapeut und Angehörige über das Ausmaß der Gefährdung täuschen und notwendige Maßnahmen unterbleiben. Auch Angehörige wissen oft um die Suizidgefährdung ihres depressiven Familienmitglieds; ihre Aussagen und Beobachtungen sind deshalb sehr ernst zu nehmen. Man sollte die Problematik dann gemeinsam – Patient, Angehöriger, Therapeut – besprechen.

> **Fehler im Umgang mit suizidalen Depressiven**
> Kein direktes Nachfragen
> Nichtbeachten von Zeichen
> Mangelnde Aufklärung der Umstände, die zu Suizidalität geführt haben
> Bagatellisierung von Not und Krise, Mitmachen von Bagatellisierungstendenzen des Patienten
> Ablehnen des Patienten als nicht krank
> Therapeutische Überaktivität als Abwehr von Betroffenheit
> Klassifikation von Suizidalen als Versager oder Erpresser
> Schließen geheimer Suizidpakte
> Nicht handeln im Notfall

Was kann man zur Suizidverhütung tun?

Besteht Suizidgefahr, müssen *sofort* Hilfsmaßnahmen eingeleitet werden. Dazu gehören:

- Gesprächsmöglichkeit schaffen;
- dabei die Suizidalität als Notsignal offen, direkt und einfühlsam ansprechen;
- falls noch nicht geschehen, den Kranken zum Aufsuchen eines Arztes bewegen bzw. den behandelnden Arzt informieren;
- für den Arzt: Entscheidung über eine ambulante oder stationäre Behandlung (Einweisung in psychiatrische Klinik) treffen;
- Bindungen im Leben, Hoffnung auf zu erwartende Besserung betonen;
- Hilfe von positiven Bezugspersonen (Familie, Freunden) gewinnen.

Dennoch sei zugegeben, dass auch bei bestem Willen und höchster therapeutischer Kompetenz die Gefahr eines geglückten Suizids nicht gänzlich aus der Welt zu schaffen ist.

> Die Depression ist eine lebensgefährliche Erkrankung, und man kann an ihr sterben. Die allermeisten depressiv Kranken überstehen mit Hilfe auch suizidale Krisen.

Damit müssen Angehörige, Ärzte und Psychologen, pflegerische Mitarbeiter, Krankenhausträger und Juristen, Staatsanwälte und Verteidiger, Theologen und Pfarrer leben. Auch Depressive müssen und können mit ihrer Suizidalität leben und leben lernen. Dafür müssen sie jedoch Hilfe suchen, und hier liegt auch in der tiefen Depression die Eigenverantwortung des depressiv Kranken. Mit Eigenverantwortung ist gemeint, dass auch der sensibelste Therapeut, der klinisch und wissenschaftlich am besten geschulte Therapeut nicht in der Lage ist, Suizidalität zu erkennen, wenn vonseiten des depressiv kranken Menschen nicht ein Zeichen, und sei es noch so einfach, gesetzt wird, dass er der Hilfe bedarf.

Geschieht trotz aller präventiven Maßnahmen und optimaler Therapie der Suizid eines Patienten, geht es oder sollte es in der Regeln danach nicht um Fragen nach Schuld und Fehlern gehen (üblicherweise haben alle – Familie, Therapeut etc. – Schuldgefühle; dem Hinterfragen des eigenen Handelns entgeht niemand!). Vielmehr sollten sich Angehörige, Therapeuten (Ärzte/Psychologen/Sozialpädagogen) und Pflegepersonal zu einem gemeinsamen Nachdenken über das Geschehene zusammensetzen und darüber trauern, dass man diesem Menschen trotz allen Bemühens nicht hat helfen können, dass er hätte weiterleben können. Gegenseitiges Verständnis der Hinterbliebenen und nicht Vorhaltungen sollten die Beziehung zwischen den Angehörigen des Suizidenten und der Klinik prägen. Glücklicherweise ist der Suizid eines Patienten in der Klinik selten und, geht man von ca. 60 % suizidgefährdeten Depressiven aus, die Suizidprävention sehr erfolgreich.

Das Gespräch mit dem depressiv Kranken ist die Grundlage jeder Suizidprophylaxe. Der Gesprächspartner muss dann alles tun, um in der aktuellen Situation über die suizidale Gefährdung hinwegzukommen und den suizidgefährdeten Depressiven in kompetente Fürsorge zu bringen. Er wird ihn vielleicht zurückhalten, festhalten, herunterholen müssen, damit er nicht springt, sich vor den Zug stürzt etc. Manchmal ist auch die Einweisung in die psychiatrische Klinik gegen den Willen des Kranken (nach dem Unterbringungsgesetz) nötig. Im Sinne der Lebensrettung sollte dies rasch, ohne Schuldgefühle und ohne falsches Verständnis von menschlicher Freiheit (jeder kann tun, was er will, auch wenn er sich in seiner Depression umbringt) erfolgen.

In den letzten Jahrzehnten hat sich mit der Verbesserung der Depressionsbehandlung auch die Suizidprävention deutlich entwickelt und ein wichtiger Grund für die Abnahme der Suizidrate in Deutschland seit Mitte der 80er Jahre ist auch die heutige Depressionsbehandlung.

Hat eine Depression auch positive Seiten?

Eine verrückte, von manchen vielleicht auch kränkend erlebte Überschrift. Wie kann eine Erkrankung, die quälend ist, die leidvoll ist, an der man sterben kann, „positive Seiten" haben? Um zu verstehen, was gemeint ist, muss die Frage verändert werden. Es geht nicht um die Frage, ob die Depression als akute Erkrankung „positive" Seiten hat, sondern es geht darum, dass in ihrer Persönlichkeit depressiv strukturierte Menschen, dass Menschen, die zur depressiven Verarbeitung von Problemen und Konflikten neigen, dass Depressive, die ihre Erkrankung erfolgreich überstanden haben, manchmal der Depressivität Seiten abgewinnen können, die auf eine Bereicherung ihres Lebens hinweisen.

Genauso wie depressiv kranke Menschen in ihrer Depression sehr stark leidensfähig sind, verfügen sie in gesunden Zeiten über einen tieferen Humor, über eine tiefere Erlebnisfähigkeit, damit natürlich auch über eine

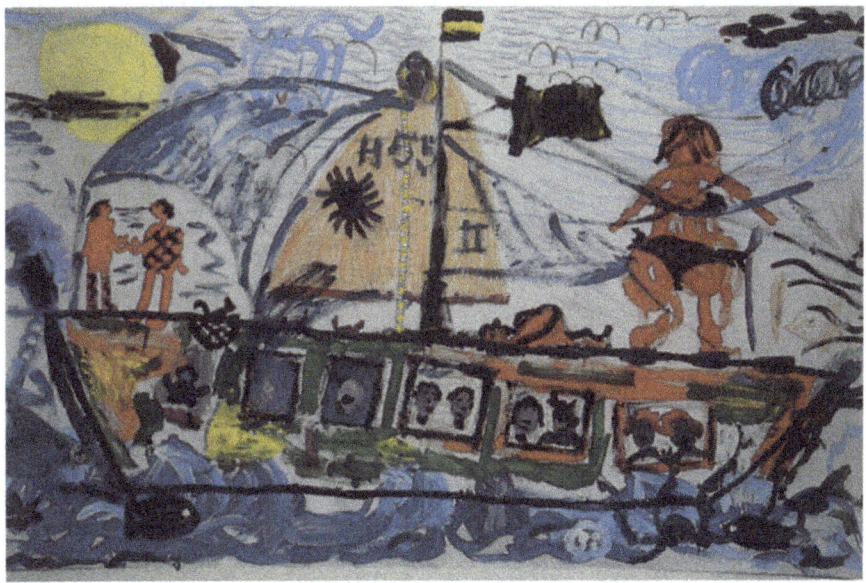

Das Schiff des Lebens. Es ist bunt und bewegt sich wieder.

tiefere Kränkbarkeit als andere Menschen, die sich im Leben leichter tun. Das Schwernehmen der Dinge, der Ereignisse, das Verhaftetsein an Personen, an Sachen, an Lebenskonzepten und Überzeugungen, an Werten ist eine sozial enorm wichtige Eigenschaft, denn sie ermöglicht ein näheres, verständnisvolleres und auch aggressionsfreieres soziales Zusammenleben. In der Klinik fällt auf, dass depressiv Kranke sehr viel Rücksicht aufeinander nehmen, dass sie in Gruppen einen großen Zusammenhalt entwickeln, dass sie sehr viel Einfühlsamkeit zeigen. Nicht umsonst sagt man, dass depressiv kranke Menschen zu sehr gefühlvollen und engen Beziehungen fähig sind. In den vorherigen Kapiteln wurde von symbiotischen Beziehungen, von einem überstarken Bedürfnis nach Zuwendung, Verständnis und Nähe gesprochen und dies eher als pathologisch, krankhaft, belastend betrachtet. Anderseits ist es auch eine positive Fähigkeit Depressiver, solche Beziehungen herzustellen, wenngleich diese immer durch die Distanzierung des Partners, wenn dieser sich bedrängt fühlt, gefährdet sind.

Depressiv kranke Menschen, die eine schwere Depression überstanden haben, erscheinen oftmals ernster, aber nicht verbittert oder resigniert. Ähnliches findet man auch bei Menschen, die schwere körperliche Erkrankungen überstanden haben, die sie in todesnahe Erfahrungen gestürzt haben. Es verrücken sich die Werte. Die Ernsthaftigkeit zeichnet sich vor allem durch eine wartend offene Haltung gegenüber dem Leben aus. Dieser Ernst hat oftmals auch spirituellen Charakter, wenngleich damit nicht gewachsene Religiosität gemeint ist. Gemeint ist, was Frau W. etwa ein Jahr nach ihrer stationären Behandlung wegen einer schweren, als endogen bezeichneten Depression meinte, wenn sie schrieb:

> **Beispiel**
>
> **Frau W.**
> „Ich weiß, dass ich wieder depressiv krank werden kann, wenngleich ich es mir nicht und auch niemand anderem wünsche. Ich denke heute jedoch, dass ich dann anders damit umgehen kann und umgehen werde. Das für mich Schönste im Prozess des Gesundwerdens aus meiner jetzigen Depression war, dass ich Schritt für Schritt merkte, welch eine Persönlichkeit, welche Aspekte meiner Person ich neu entdecken konnte, überhaupt, was da für eine Persönlichkeit dahintersteckte, die nun mit ganz neuen Facetten entstand."

> **Beispiel**
>
> **Herr X.**
> Und Herr X., ein über 90 Jahre alter depressiver Patient, von Beruf ein bis ins hohe Lebensalter tätiger Architekt, meinte nach zwei stationären Aufenthalten wegen schwerer Depression mit Suizidversuch: „Ich bin heute froh, dass ich das damals überstanden habe. Ich weiß jetzt, dass man mir helfen kann und ich weiß, dass ich sogar notfalls wieder in die Klinik gehen kann. Allein das Wissen hilft mir, nicht mehr so verzweifelt zu werden wie früher, mich meinen Suizidgedanken nicht mehr so ausgeliefert zu fühlen und dadurch letztlich draußen leben zu können."

In ihrem Buch *Depression – die verkannte Krankheit* (1991) vermutet Ursula Nuber, dass Depression auch eine Form von Lebensbewältigung in unserer Gesellschaft sein könne und dass diejenigen schlechter dran seien, die dazu nicht fähig sind. Depressive Menschen seien nicht der Gefahr ausgesetzt, sich selbst zu belügen; sie nehmen wahr, was andere gekonnt ausblenden; sie kennen ihre Grenzen und ihre Möglichkeiten, und sie finden keine Tröstung in falschen Schmeicheleien oder abwiegelnden Selbstberuhigungen. Kranken Depressive an ihrer Ehrlichkeit und ihrem Realitätssinn? Ursula Nuber meint, diese Frage sei nicht so abwegig. Umgekehrt schreibt man ja auch den Manikern ein messerscharfes Erkennen der Wahrheit, der Schwächen des anderen zu, die er, bar aller sozialen Hemmungen, dann direkt äußert.

Romano Guardini (1987) hat den melancholisch-depressiv kranken Menschen in große Nähe zur göttlichen Erfahrung gerückt und damit die tiefe Erlebnisfähigkeit, die Tiefe der Empfindungsfähigkeit auch im religiösen Erleben gemeint. In ähnliche Richtung geht Volker Friedrich (1991), wenn er die Melancholie als ein Leiden an der Welt, am Sein, an der Unmöglichkeit eines humanen Daseins, an der Schuldhaftigkeit des Menschen nennt und darauf hinweist, dass man dazu allen Grund haben könne und eben nicht nur psychologische Gründe, sondern politische wie auch philosophische. Dies vergesse die Psychiatrie, ist sein Vorwurf, und er bezeichnet es als Tragik der Psychopathologie und damit der Psychiatrie, dass ein Mensch wirklich an der Welt leiden könne, ohne deshalb schon psychisch krank zu sein, und dass Depressionen mit all ihren Auswirkungen und Erscheinungen oft genug nur ein Symptom dieses An-der-Welt-Leidens seien.

Heute sind wir in unserem Verstehen der Depression als Krankheit, im Verstehen des in seiner Persönlichkeit depressiv-melancholisch strukturierten Menschen, auch in einem melancholischen Verständnis von Welt und dann ganz konkret in unseren Hilfs- und Therapiemöglichkeiten für depressiv kranke Menschen wesentlich weiter. Nicht Hoffnungslosigkeit, sondern Zuversicht prägt unser menschlich-therapeutisches Denken, Handeln und Verstehen in Bezug auf die Krankheit Depression und den depressiven Menschen.

Abschlussbemerkung – eine Art Zusammenfassung

Es ging um den depressiv kranken Menschen, um seine Beschwerden und Klagen. Es ging um das Verständnis der Entwicklung in diese Krankheit hinein, wie sie von psychologisch-psychotherapeutischer oder auch von biologischer Seite gesehen wird. In der Hauptsache ging es um das Verstehen des depressiv kranken Menschen in seinem depressiv-melancholischen Erleben und um heutige Hilfs- und Behandlungsmöglichkeiten und Perspektiven. Dass dabei nicht alles angesprochen werden konnte, dass einige Aspekte vernachlässigt, vielleicht vergessen wurden, sei verziehen; so die Hoffnung des Autors. Schließlich gibt es noch die Literatur zu den einzelnen Unterthemen, die gerade für die Depression in den letzten Jahrzehnten gigantisch angewachsen ist.

Dass in ein solches Buch das Verständnis des Autors von Depression Melancholie, vom depressiv kranken Menschen, von den am wichtigsten

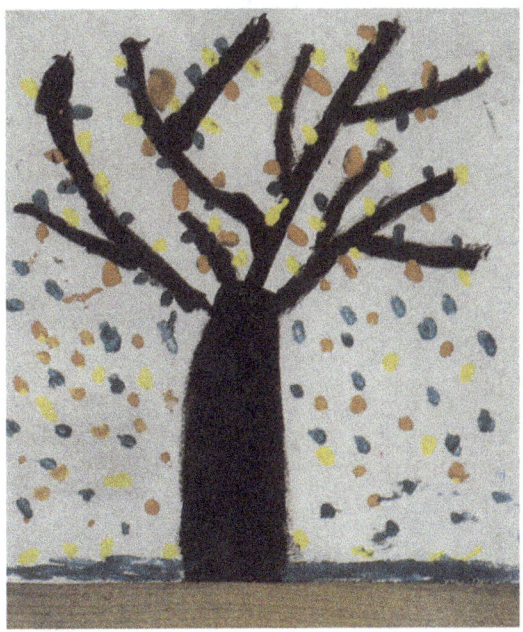

Das Leben ist bunt und kann Spaß machen.

erscheinenden Behandlungsansätzen und -methoden einfließt, ist zu erwarten. Kritische Psychotherapeuten jeglicher Schule werden dem Autor die Vernachlässigung differenzierter Aspekte und die Vereinfachung von schwierigen Konstrukten vorhalten. Verfechter biologischer Therapiemethoden werden darauf hinweisen, dass neuere Überlegungen und Therapieverfahren nur punktuell erwähnt wurden, dass die Elektrokrampftherapie völlig ausgelassen wurde usw.

Wenn es gelungen ist, Betroffenen und Angehörigen einen Eindruck über das, was heute zur Depression gedacht wird, zu vermitteln, so ist das Hauptziel des Autors erreicht. Wenn die Leserinnen und Leser nun wissen, dass die Depression keine ausweglose Erkrankung ist, sondern dass Hilfe und Heilung möglich sind, dann – so hofft der Autor – werden sie diese Hilfe auch in Anspruch nehmen und damit den ersten Schritt auf dem Weg aus der Depression tun.

Danksagung

Ich danke allen Patientinnen und Patienten der Depressionsstationen, vor allem in Weissenau/Ravensburg und im Depressionszentrum Bayreuth, die mich gelehrt haben, depressives Erleben besser zu verstehen, meinem Lehrer Prof. Dr. Hole, Psychiater, Psychotherapeut und Theologe, dem ich mein Verständnis vom Umgang mit Menschen verdanke, meinen ehemaligen und derzeitigen Mitarbeitern/innen aller Berufsgruppen für ihre hilfreichen Ideen und Anmerkungen, meiner Sekretärin Frau Zimmermann, Bayreuth, meiner Ehefrau für ihre Geduld und meinen Freunden/innen für ihre kritischen Anmerkungen.

Bayreuth Mai 2010
Manfred Wolfersdorf

Literatur

Angst J (1993) Epidemiologie der Depression – Resultate aus der Zürich-Studie. In: Pöldinger W, Reimer Ch (Hrsg) Depressionen. Therapiekonzepte im Vergleich. Springer, Berlin Heidelberg New York, S 3–12

Akiskal HS, McKinney WT (1975) Overview of depression: Integration of ten conceptual models into comprehensive clinical frame. Arch Gen Psychiatry 31: 285–305

Barg T (1994) Paroxetin-Anwendungsbeobachtung. Manuskript zur internen Fortbildung. PLK Weissenau

Batra A, Buchkremer G (Hrsg) (2001) Die therapeutische Vielfalt in der Depressionsbehandlung. Springer, Berlin Heidelberg New York

Battegay R (1987) Depression. Psychophysische und soziale Dimension, Therapie. 2. Aufl. Huber, Bern Stuttgart Toronto

Beck AT (1967) Depression. Harper & Row, New York

Beck AT, Rush AJ, Shaw BF, Emery G (1981) Kognitive Therapie der Depression. Herausgegeben von M. Hautzinger. Urban & Schwarzenberg, München Wien Baltimore

Birkmayer W, Riederer P (1988) Depression. 4. Aufl. Deutscher Ärzte-Verlag, Köln

Brown GW, Harris T (1978) Social origins of depression: A study of psychiatric disorders in women. Tavistock, London

Burton R (1621) Anatomie der Melancholie. (The anatomy of melancholy, 1. Aufl., Oxford 1621). Übers. nach der 6. verbesserten Auflage 1651. Deutscher Taschenbuch-Verlag, München 1991

CIPS Collegium Internationale Psychiatriae Scalarum (Hrsg) (1986) Internationale Skalen für Psychiatrie. Beltz, Weinheim

Coppen A (1967) The biochemistry of depression. Brit J Psychiatry 113: 1237–1264

Elhardt S (1981) Neurotische Depression. Psychother Med Psychol. 31: 10–14

Faust V (1992) Verstimmungszustände, Trauer, Depressionen. Promonta, Hamburg

Faust V, Hole G (Hrsg) (1983) Depressionen. Hippokrates, Stuttgart

Faust V, Baumhauer H, Hole G, Wolfersdorf M (1989) Depressionsfibel. 2. Aufl. Fischer, Stuttgart New York

Felber W (1993) Rezidivprophylaxe affektiver Erkrankungen mit Lithium. Roderer, Regensburg

Fichter MM (Hrsg) (1990) Verlauf psychischer Erkrankungen in der Bevölkerung. Springer, Berlin Heidelberg New York

Fichter MM, Witzke W (1990) Affektive Erkrankungen. In: Fichter MM (Hrsg) Verlauf psychischer Erkrankungen in der Bevölkerung. Springer, Berlin Heidelberg New York, S 112–144

Finzen A (1988) Der Patientensuizid. Psychiatrie-Verlag, Bonn

Friedrich V (1991) Melancholie als Haltung. Gatza, Berlin

Guardini R (1987) Vom Sinn der Schwermut. Matthias-Grünewald (Tobor-Taschenbücher Bd 130), Mainz

Guy W (1976) ECDEU Assessment Manual. National Institute of Mental Health, Rockville, MD, USA

Heindl A, Rupprecht U, Wolfersdorf M. Selbsthilfegruppen für depressiv kranke Menschen. In: Deutsche Arbeitsgemeinschaft Selbsthilfegruppen e.V.: Selbsthilfejahrbuch 2008. Focus Verlag, Gießen 2008:94–101

Hellwig A, Schoof M, Wenglein E (1993) Lehrbuch Psychosomatik und Psychotherapie für Krankenpflegeberufe. Vandenhoeck & Ruprecht, Göttingen Zürich

Hoffmann N, Schauenburg H (Hrsg) (2000) Psychotherapie der Depression. Thieme, Stuttgart New York

Hole G (1991) Vorlesungsschemata. Studentischer Blockunterricht in Psychiatrie, Sommersemester 1991. Unveröff. Vorlesungsmanuskript, Weißenau

Kasper S et al. (1994) Depressive Störungen: Erkennen und Behandeln. Ein Leitfaden für Ärzte. Karger, Basel

Kielholz P, Hole G (1986) Depressionen. In: Müller C (Hrsg) Lexikon der Psychiatrie. Springer, Berlin Heidelberg New York

Kuiper PC (1991) Seelenfinsternis. Die Depression eines Psychiaters. Fischer, Frankfurt

Laux G (1992) Pharmakopsychiatrie. Fischer, Stuttgart Jena

Lehmann A, Lehle B (1993) Depressionen ... Und was man dagegen tun kann. Lambertus, Freiburg

Linde O K (Hrsg) (1988) Pharmakopsychiatrie im Wandel der Zeit. Erlebnisse und Ergebnisse. Tilia, Klingenmünster

Mauthe JH, Kruckenberg-Batemann I (Hrsg) (1993) Psychotherapie und Psychiatrie. Vereinsverlag, Königslutter

Müller C (Hrsg) (1986) Lexikon der Psychiatrie. Springer, Berlin Heidelberg New York
Möller HJ (Hrsg) (1993) Therapie psychiatrischer Erkrankungen. Enke, Stuttgart
Möller HJ, Kissling W, Stoll KD, Wendt G (1989) Psychopharmakotherapie. Kohlhammer, Stuttgart Berlin Köln
Nissen D (1983) Depressionen im Kindes- und Jugendalter. In: Faust V, Hole G (Hrsg) (1983) Depressionen. Hippokrates, Stuttgart, S 55–61
Nuber U (1991) Die verkannte Krankheit Depression. Kreuz, Zürich
Pöldinger W, Reimer C (Hrsg) (1993) Depressionen. Therapiekonzepte im Vergleich. Springer, Berlin Heidelberg New York.
Rogers CR (1973) Die klientenzentrierte Gesprächspsychotherapie. Kindler, München
Schildkraut JJ (1965) The catecholamine hypothesis of affective disorders: A review of supporting evidence. Am J Psychiatry 122: 509–522
Seligman MEP (1975) Helplessness. Freeman, San Francisco
Seligman MEP (1979) Erlernte Hilflosigkeit. Urban & Schwarzenberg, München Wien Baltimore
Staab HJ, Ludwig M (1993) Depression bei Tumorpatienten. Thieme, Stuttgart New York
Tellenbach H (1961) Melancholie. Springer, Berlin Heidelberg
Tellenbach H (1974) Melancholie. 2. Aufl. Springer, Berlin Heidelberg New York
Wedler H, Welz R, Wolfersdorf M (Hrsg) (1992) Therapie bei Suizidgefährdung. Ein Handbuch. Roderer, Regensburg
Will H, Grabenstedt Y, Völkl G, Banck G (1998) Depression. Psychodynamik und Therapie. Kohlhammer, Stuttgart New York
Wittchen HK, Essau CA, Zerssen D v et al. (1992) Lifetime and six-month prevalence of mental disorders in the Munich Follow-up study. Eur Arch Psychiatry Clin Neurosci 241:247–258
Wittchen H-U (2000) Depression 2000. Eine bundesweite Depressions-Screening-Studie in Allgemeinpraxen. Fortschritte der Medizin 118 (Sonderheft I/2000): 1–41
Woggon B, Wolfersdorf M (1993) Empfehlungen für die Behandlung von Depressionen. In: Pöldinger W, Reimer C (Hrsg) Depressionen. Therapiekonzepte im Vergleich. Springer, Berlin Heidelberg New York, S 157–192

Wolfersdorf M (1989) Suizid bei stationären psychiatrischen Patienten. Roderer, Regensburg

Wolfersdorf M (1992 a) Hilfreicher Umgang mit Depressiven. Hogrefe Verlag für Angewandte Psychologie, Stuttgart, Göttingen

Wolfersdorf M (1992 b) Depressives Kranksein. Verstehen und Behandeln. Quintessenz, München

Wolfersdorf M (1993) Leitfaden zur Diagnostik und Therapie bei depressiven Erkrankungen in der allgemeinärztlichen Praxis. In: Pöldinger W, Reimer Ch (Hrsg) Depressionen. Therapiekonzepte im Vergleich. Springer, Berlin Heidelberg New York, S 193–218

Wolfersdorf M, Grünewald E, Bahnmüller J, König F, Nagel I, Wieskirchen P (1993 a) Psychotherapeutische Arbeit auf Depressionsstationen: Erfahrungen mit der Konzeption „Depressionsstation" für stationär behandlungsbedürftige depressiv Kranke. In: Mauthe JH, Kruckenberg-Batemann I (Hrsg) Psychotherapie und Psychiatrie. Vereinsverlag, Königslutter, S 72–100

Wolfersdorf M, Hole G, Kopittke W (1993 b) Ausgewählte psychische Störungen. In: Blattner J, Gareis B, Plewa A, 1993, Handbuch der Psychologie für die Seelsorge. Bd. 2. Patmos, Düsseldorf, S 21–106

Wolfersdorf M (1995) Depressive Störungen. Phänomenologie, Aspekte der Psychodynamik und -therapie. Psychotherapeut 40: 330–347

Wolfersdorf M, Lehle B, Szczesny R, Bretschneider St (Hrsg) (1999) Wegweiser Depressionsstationen. Arbeitskreis Depressionsstationen 1999. Herstellung und Vertrieb Lundbeck GmbH, Hamburg

Wolfersdorf M (2001) Krankheit Depression – erkennen, verstehen, behandeln, 2. Auflage. Psychiatrie-Verlag Bonn

Zerbin-Rüdin E (1987) Affektive Psychosen. Genetik. In: Kisker KP et al. (Hrsg) Psychiatrie der Gegenwart V. Affektive Psychosen. Springer, Berlin Heidelberg New York, S 137–164

GPSR Compliance

The European Union's (EU) General Product Safety Regulation (GPSR) is a set of rules that requires consumer products to be safe and our obligations to ensure this.

If you have any concerns about our products, you can contact us on

ProductSafety@springernature.com

In case Publisher is established outside the EU, the EU authorized representative is:

Springer Nature Customer Service Center GmbH
Europaplatz 3
69115 Heidelberg, Germany

www.ingramcontent.com/pod-product-compliance
Lightning Source LLC
LaVergne TN
LVHW010342260326
834688LV00036B/840